인생이 바뀌는 바디 리셋

누구든지 단 3일 만에 변화가 시작된다!

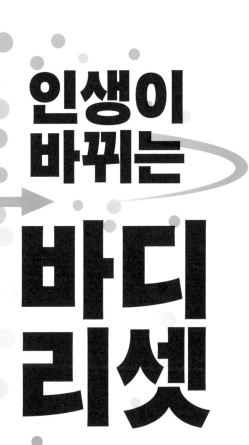

인생이 바뀌는
바디 리셋

오빛나 지음

PERIFLEX

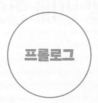

프롤로그

나는 중3 겨울방학 때 오른쪽 발목을 크게 접질려 한 달 동안 거의 누워 있다시피 했다. 그러면서 누워 있는 동안 각종 아이스크림과 과자를 날마다 먹었다.

키 164cm에 체중 48kg이었던 나는 한 달 만에 58kg이 되었다. 그 뒤 탄수화물 중독과 당 탐닉증에 빠져 체중 70kg을 가볍게 넘겼고, 10대 학창 시절을 뚱뚱한 몸으로 보내게 되었다.

성인이 된 뒤로 술까지 매일 마시면서 더욱 심각해졌지만, 사회생활을 원만히 하기 위해서는 체중을 감량해야만 했기 때문에 나 자신과의 다이어트 전쟁은 20년간 지속되었다.

지방 흡입을 빼고, 세상에 유행하는 모든 다이어트는 다 해본 것 같다. 한의원 다이어트, 식욕을 떨어뜨리는 양약, 원푸드 다이어트, 셰이크만 마시는 다이어트, 주스 다이어트, 레몬 디톡스, 황제 다이어트, 뱃살에 가스를 주입해 지방을 분해한다는 카복시…. 한때 브리트니 스피어스라는 미국 가수가 전신에 맞아 다이어트에 성공했다는 PPC 주사를 복부에만 100방이나 맞기도 했고, 그래도 안 돼서 단식원에 10일간 들어가기도 했다. 단식원에서는 정말 하루에 1kg씩 빠졌는데 밖으로 나와 일반식을 먹자마자 체중이 다시 2kg씩 늘었다.

운동과 식단을 제대로 할 생각은 안 하고 편법만 찾아다녔으니…. 지나친 다이어트와 그에 뒤따르는 요요 현상을 반복할수록 몸은 점점 굶어도 살이 빠지지 않는 독소 덩어리가 되었고, 급기야 어린 나이에 온갖 질병이 찾아왔다.

30대 초반에 시작된 자가면역 질환은 내 삶을 붕괴시켰다. 나를 지켜야 할 면역이 나를 공격하는 자가면역 질환의 일종인 자반증에 걸렸는데, 조미료가 조금만 들어간 음식을 먹거나 보행을 하면 발부터 다리까지 혈관이 다 터져버렸다. 게다가 어느 날 갑자기 항암 치료를 받는 환자처럼 머리카락이 빠지는 탈모가 시작되더니 멈추지 않았다.

그때는 머리카락이 다시 나지 않아 정말 심각하게 비구니가 되어야겠다고 생각했을 정도였다. 헤어스타일이 외모에 미치는 영향이 50%라는데 머리숱이 없으니 어떻게 꾸며도 예쁘지가 않았다. 병원을 가도 대책이 없었다.

엎친 데 덮친 격으로 척추 디스크, 측만증, 협착증이 삼중으로 나의 척추를 강타해 다리를 절며 잘 걷지도 못하는 상황까지 치달았다.

의사가 최대한 걷지 말라고 해서 3일 동안 화장실에 다녀오는 것 이외에는 앉거나 눕기만 했다. 그렇게 침대에만 누워 있으니 눈물만 하염없이 났다. 아직 젊은데 이렇게 살아서 뭐하나 싶은 것이 그냥 딱 죽고 싶었다.

그러나 그 절망의 끝에 내 몸인데 왜 내 맘대로 안 되나 싶어 침대를 박차고 나와 한강을 뛰었다. 그때부터 운동과 함께 내 몸을 알기 위한 공부를 시작했다.

내 몸이 아픈 원인을 너무나도 알고 싶었지만, 아무도 알려주지 않으니 내가 스스로 찾을 수밖에 없었다. 책을 수천권 읽으며 크게 감명받은 책을 쓴 의사를 직접 찾아가기도 하고 건강과 관련된 수많은 세미나에 참석하면서 하나하나 알게 되었다. 내가 왜 이 지경이 되었는지 말이다!

엉망진창이 돼버린 몸을 회복하기 위해 운동을 시작하다 보니, 재활운동을 배우고 가르치게 되었다. 재활운동을 배운다는 건 또 다른 고통의 시작이었다. 하지만 반드시 좋아질 수 있다는 믿음으로 나는 끝까지 해냈다.

60도까지 휘어버린 척추를 정상범위인 15도로 만드는 작업은 거의 환골탈태에 가깝다.

환골탈태한 시점의 내 과거와 오버랩되는 회원님들을 보면 정말 진심으로 그 삶에서 벗어나게 해주고 싶다는 사명감 같은 것도 내게는 있다.

키 152cm의 아담한 20대 회원이 있었는데, 너무 병약한 어머니가 딸은 그렇게 살지 않기를 원하여 반강제로 운동을 시작한 회원이었다.

정말 체력은 저 밑바닥에 있고 조금만 힘들어도 버티지 못해 보기만 해도 안쓰러웠다. 이렇게 해서는 안 될 것 같아 회원과 상담해 체계적인 계획 아래 몸만들기를 시작했다.

4년간 쭉 함께하며 단계별로 지도했는데 필라테스를 너무나 좋아하고 잘하게 되어 내가 교육센터를 추천하기까지 했다. 이 회원은 직장인이지만 병약하던 몸을 이끌고 와 4년쯤 지난 뒤는 필라테스 강사 시험을 볼 정도로 탄탄하고도 자신감 있는 사람으로 변화했다. 이 회원의 인생은 자칫하면 젊은 나이에도 늘 아파서 골골했던 직장인의 삶에서 생동감 넘치는 삶으로 바뀌었고, 나도 그 모습을 보며 한 사람의 인생을 더 나은 방향으로 이끌어주는 멘토링을 통해 큰 긍지와 보람을 느끼는 나 자신을 발견하게 되었다.

그때부터 회원들을 상대로 바디 멘토를 시작했다. 운동만 가르치는 게 아니라 몸의 중심을 세움으로써 더 행복한 삶의 중심도 함께 세울 수 있다는 마인드 리셋 작업도 같이 병행했다.

나는 잘못된 식습관으로 인해서 만신창이가 되었을때 정말 고통스러웠고 스트레스가 높았으며 신경이 과민해 짜증을 내기 일쑤였다. 이런 내 자신이 너무 싫었다. 감정의 기복마저 심해 가족, 친구, 지인과 좋은 관계를 유지하지 못했고 늘 상처받고 상처를 주는 사람이었다.

그런 삶에서 벗어나고 싶었다. 나도 건강하고 예쁘고 몸매도 좋고 인간관계도 어렵지 않은 사람이 되고 싶었다.

다년간의 노력으로 올바른 식습관과 운동을 통해 내 몸이 온전히 거듭나니, 나와 같거나 비슷한 사람 그리고 왜 이런 증상이 생기고 감정이 일어나는지 이유를 몰라 답답한 사람들에게 도움을 주고 싶었다. 건강한 몸과 내 마음의 중심을 세우는 일은 어쩌면 간단한데, 우리가 너무 복잡한 세상에 살고 있는 건 아닌가 하는 생각이 들어 나 역시 많이 답답했다.

그래서 나는 4년간의 바디프로필에 8번 도전하는 동안 몸짱이 되었고, '피트엑스 몸짱 100인 만들기 프로젝트'를 시작한 이후로 현재까지 많은 일반인 몸짱을 배출해 내고 있다.

왜 몸짱 100인을 만들어야 할까?

몸짱이라는 기준 안에 들어가야 삶이 진정으로 바뀌기 때문이다. 운동을 반드시 해야 한다. 기대수명이 점점 늘어나는 현대사회에서 근육을 생성하는 호르몬은 대략 50살 기준으로 끊어진다. 인간의 호르몬은 유한하지 않다. 나도 그 기간이 몇 년 안 남아서 매일 집중적으로 운동하고 있다.

근육을 만들 수 있는 기간 내에 최선을 다해 근육을 최대치로 만들어 놔야 한다. 지구의 아마존 같은 내 허벅지에 근육을 엄청나게 쌓아두어야 한다. 근테크를 잘해야 재테크도 따라온다. 아픈데 돈 많아봤자 병원비 말고는 쓸 데도 없다. 쌓아놓은 부를 누리지도 못하는 삶이 될 뿐이다.

인간은 걷지 못하는 순간부터 수명이 단축되고 삶의 질이 낮아진다.

나이가 젊어 미래가 잘 상상되지 않더라도 지금 당장, 오늘을 사는 내가 자존감 높고 행복하게 살려면 운동해야 한다.

함께 나이 들어가며 몸짱이 되는 과정을 즐기고, 나의 본질을 찾아가며 성장하고, 더 어려 보이고, 예쁜 친구들을 많이 만들며 내 삶은 더 풍성해지고 재밌어졌다.

내가 몇십년 공부하고 체험한 노하우를 다 같이 공유해 함께 건강해지고 돈도 많이 벌고 사회에 선한 영향력을 끼치는 사람이 되어, 나이 들수록 더 멋진 친구들로 주변이 가득하다고 상상해보자. 생각만 해도 입꼬리가 쓱 올라간다.

지금은 나와 같은 생각을 하는 많은 사람들과 함께 헬스할매를 꿈꾸며 오늘도 신나게 운동하고 클린푸드를 먹는다.

이렇게 몸짱 1호, 2호, 3호…11호…30호…. 몸짱이 한 명씩 늘어날 때마다, 회원들 스스로가 환골탈태, 인생역전, 역행자를 외치며 환호하는 모습을 볼 때마다 나는 지금 하는 일을 절대 멈출 수 없음을 깨닫는다. 가장 크게 보람을 느끼는 순간이다.

나는 이 책을 쓰는 동안 고통 속에 있던 과거의 나 자신을 떠올리며, 현재 내가 얼마나 행복하고 축제 같은 인생을 살고 있는지 깨닫고 정말 감사했다.

살을 빼려면 근본적으로 운동과 식단을 병행해야 하는데 편한 방법만 찾아 요요 현상을 늘 반복하던 나.

탄수화물 중독에서 못 벗어나 늘 허덕이며 게걸스럽게 밥 먹던 나.

달달한 게 입안에 들어오는 5초의 달콤함에 목매어 당 탐닉증에서 벗어나지 못했던 나.

하루라도 술을 안 마시면 지구가 멸망하는 줄 알고 알코올에 집착했던 나.

사회생활 하면서 돈은 남들보다 잘 벌지만 맨날 아팠던 나.

자존감이 한없이 밑바닥을 쳐 관계 안에서 성장하지 못하고 단절해 버린 나.

누구보다도 성공하고 싶었는데 일이 잘 안 풀려 스트레스가 너무 높았던 나.

사업적으로 성공했지만 식단 관리가 안 돼서 체중이 끝없이 상한가를 치는 나.

이런 '나'들에게 내 책이 조금이라도 도움이 됐으면 좋겠다.

1분 1초도 아까운 내 인생이 꽃같이 아름답게 피어나 꽃길을 걷는 것이 아니라, 내가 걷는 길이 꽃길로 변화하는 삶을 살아야 한다.

꼭 좋은 레스토랑을 가고 호화스러운 여행지를 가야 행복하고 좋은 것은 아니다. 내가 지금 있는 이곳이 내가 있을 자리이며 행복의 원천임을 깨닫고 살아보자. 얼마나 행복하고 감사한지 모른다.

나의 근원이자 사랑의 힘이 크다는 걸 깨닫게 해주시고 그 유전자를 주신, 하늘나라에 계신 우리 엄마, 누나인 나를 포기하지 않고 끝까지 믿어주고 2년간의 투병생활 당시 물심양면으로 지원을 아끼지 않았던 나의 남동생, 각 분야의 탑 리더들이지만 내 말이라면 믿어 의심치 않고 피트엑스 솔루션을 잘 따라와주어 함께 변화된 몸으로 기쁨을 나누는 회원들, 마지막으로 이렇게 출간하기까지 긴 여정을 함께하며 이 책이 세상에 나오게 도와주신 페리 컴퍼니 오영희 대표님에게 진심으로 감사드립니다.

차례

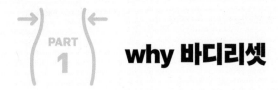

PART 1

why 바디리셋

01 바디리셋은 기적이다

02 잘못된 다이어트, 망가지는 우리 몸

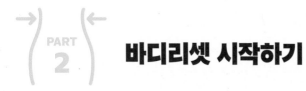

바디리셋 시작하기

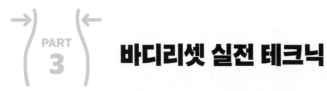

바디리셋 실전 테크닉

STEP 1 잘 비운다
몸을 깨끗하게 비워야 영양을 채울 수 있다

09 건강의 핵심, 마이크로바이옴

10 독소 및 노폐물의 배출을 돕는 유산균

11 비우기 위해 채워야 하는 식이섬유

모자람도 더함도 없이 영양의 균형이 잡힌 제품 | 풍부한 식물영양소가 포함된 제품
진정한 유기농 원료를 사용한 제품 | 엄격한 품질관리 후 출시된 제품
과학적인 검증을 거친 제품

STEP 3 내 몸에 맞게 운동한다
신체 상태에 따라 운동법도 달라져야 한다

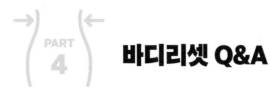

PART 4

바디리셋 Q&A

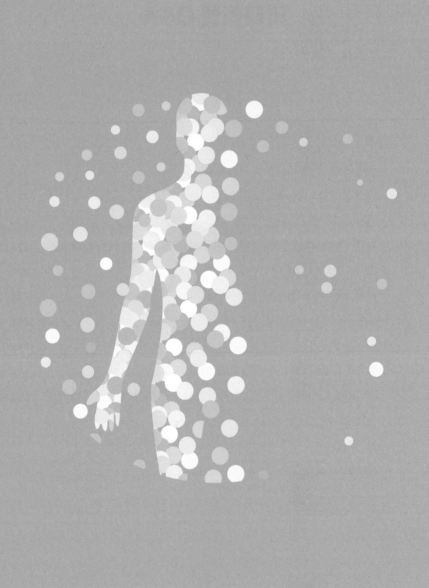

PART1

Why 바디리셋

·01·

바디리셋은 기적이다

시도하지 않으면
아무 변화도 일어나지 않는다

"힘든 일과를 마치고 밤에 맥주 한캔 딱 따서 치킨이랑 먹는 그 맛이 그렇게 꿀맛일 수가 없어요. 사실 그것 때문에 살이 찐 거 같기는 해요."

"치킨을 끊으려고 시도는 해보셨어요?"

"마음만 있었죠. '1일1닭' 한 게 벌써 3~4년은 된 거 같아요. 이 정도면 못 끊지 않을까요?"

"마음보다는 실행이 중요합니다. 일단 치킨을 이틀에 한 번만 먹는 걸로 줄여봅시다. 시도는 해봐야죠! 시도하지 않으면 아무것도 달라지지 않습니다.”

재택근무와 육아를 병행하며 지친 일상 속에서 치킨 먹는 시간이 유일한 낙이라는 한 회원. 그렇게 매일 밤 치킨을 먹는 동안 살이 20kg 넘게 쪘다고 했다. 하지만 그 시간을 자신에게 주는 유일한 보상으로 여기며 3~4년을 살아온 그녀에게 오늘부터 당장 치킨을 끊으라고 하는 것은 무리였다. 그래서 날마다 먹던 치킨을 이틀에 한 번, 일주일에 한 번, 한 달에 한 번으로 점차 줄여나가는 계획을 제안했다. 꾸준한 푸드코칭과 마인드코칭, 운동코칭을 통해 점차 변화하는 몸을 스스로 마주하게 되면, 그 만족감이 치킨으로 얻던 꿀맛 같은 보상을 얼마든지 대체하고도 남는다는 것을 잘 알고 있었기 때문이다.

예상은 빗나가지 않았다. 회원은 2주쯤 지나니 조금씩 변화하는 자신의 모습에 신기해하며 치킨 먹는 습관을 더욱 적극적으로 줄여나갔다. 그러더니 한 달이 조금 지났을 무렵 “어제 남편이 치킨 먹자고 했는데 딱 잘라 거절했어요! 치킨보다 줄어드는 체중이 더 꿀맛이라는 걸 이제라도 알게 해주셔서 감사해요.”라며 남편도 덩달아 체중이 조금 줄었다면서 기뻐했다. 결국 이 회원은 바디리셋을 완료할 시점에 무려 24kg을 감량하는 데 성공했다.

이제 치킨을 즐기던 그녀의 밤 시간은 완전히 달라졌다. 선선한 밤공기를 맞으며 산책하는 동안 남편과의 관계는 더욱 친밀해졌고, 배가 너무 불러 한참을 부대끼다 잠드는 날이 없어졌으며, 살쪄서 그동안 입지 못했던 예쁜 옷을 인터넷으로 쇼핑하는 재미도 쏠쏠하다. 그녀는 이러한 변화를 작은 시도에서 시작된 삶의 변화라고 말한다.

번번이 실패하는 다이어트, 오랜 기간 지속된 나쁜 습관에 익숙해진 이들은 새로운 시도나 도전에 나서기를 주저한다. 이번에도 실패할지 모른다는 생각에서다. 치킨을 너무나 좋아해 끊을 엄두조차 내지 못했던 회원이 치킨 먹는 횟수를 줄이려는 시도조차 해보지 않았다면, 그녀의 삶은 그처럼 드라마틱한 변화를 이루지 못했을 것이다.

사람들이 지속적으로 살찌는 원인은 단순하다. 살찌는 나쁜 습관을 반복하기 때문이다. 그 습관을 찾아내 교정하면 변화는 반드시 찾아온다. 물론 시도조차 하지 않는다면 그 어떤 변화도 마주할 수 없다.

아무런 시도도 해보지 않고 기적적인 변화를 바란다는 것은 복권을 사지도 않고 당첨되기를 바라는 것과 똑같다. 우리 몸은 그 무엇보다 정직하기 때문에 시도하고 도전하고 노력하는 자에게 반드시 기적과도 같은 변화가 찾아온다. 방법은 그다음 문제다. 변화를 위해 시도하는 것! 그것이 바디리셋의 시작이다.

내 가치는 스스로 만들어 가는 것이다

"돈을 많이 벌면 뭐 해요. 정말 하나도 행복하지 않았어요. 성격이 예민해 주변 사람들을 지치게 하고 가족들도 제 눈치를 보는 날이 많았어요. 무엇보다 저 자신을 제일 괴롭힌 것 같아요."

"맞아요. 회원님을 처음 봤을 때랑 지금은 표정 자체가 달라요. 그래서 요즘은 행복하십니까?"

"바디리셋을 시작하고 나서는 저 자신이 제일 소중해졌어요. 요즘 행복지수 최상이에요!"

우리 센터에는 살쪄서 고민인 이들이 살을 빼기 위해 찾아온다. 물론 날씬하지만 건강을 위해 꾸준히 관리하는 회원들도 많이 있다. 하지만 그들의 시작도 모두 살을 빼기 위한 것이었다. 살을 빼려고 찾아온 이들과 상담해보면 대부분 자존감이 많이 낮아진 상태라는 걸 어렵지 않게 파악할 수 있다.

자신을 돌본다는 것이 어떤 의미인지 모르는 경우도 많고, 주변 사람들에게 상처받기 싫어 잔뜩 날을 세우고 있는 사람들도 있다. 반대로 모든 것이 자신의 탓이라며 한껏 쪼그라든 마음을 펼쳐 보이려 하지 않는 이들도 있다. 이런 심리적 위축, 과도하게 예민한 감정, 자신에 대한 무심함은 결국 몸을 돌볼 여유를 허락하지 않는다. 그래서 아무거나 먹고 되는대로 지내며 점점 몸을 망치게 된다.

자신의 소중함을 알고 가치를 높이는 사람은 절대로 스스로를 방치하지 않는다. 나이가 들어갈수록 자신의 내면과 외면을 모두 가꿔야 하며, 자존감을 높이고 자신을 사랑해야 비로소 자신의 가치를 높일 수 있다. 하지만 우리는 자신의 가치를 높이기 위해 얼마나 노력하고 있을까?

자존감이 바닥을 친 회원들과 바디리셋을 시작할 때 나는 자존감을 높이라고 직접적으로 강요하지 않는다. 대신 지금까지 먹어온 음식을 왜 끊어야 하는지, 왜 깨끗한 음식을 먹어야 하는지, 왜 그런 운동보다는 이런 운동을 해야 하는지를 설명해준다. 바디리셋의 모든 기준은 오로지 '나 자신'이라는 것도 인지하게 한다. 나를 살찌웠던 가공식품을 끊고, 내 장을 건강하게 만들 깨끗한 음식을 먹고, 내 몸이 다치지 않는 운동을 하라고 끊임없이 코칭하는 것도 이러한 과정을 위한 것이다.

한번은 바디리셋을 신청하고 몇 주 만에 운동하러 온 회원에게 왜 이렇게 오랜만이냐고 물었다. 바빠서 운동할 시간이 나지 않는다는 회원의 말에 "일주일이면 누구에게나 168시간이 주어집니다. 그중에 왜 회원님 자신을 위한 2시간은 없을까요?"라고 말하며 일주일에 두 번은 꼭 '나 자신을 위해' 운동하러 나오라고 당부했다.

나를 사랑하는 방법, 내 가치를 높이는 방법은 그리 거창하지 않다. 자신이 어떤 타이틀을 달고 있든, 혹은 아무런 타이틀이 없어도 자신을 있는 그대로 사랑하고 인정할 줄 아는 사람이 되면 된다. 그러려면 내 삶을 내가 주도적으로 살아가는 것부터 시작해야 한다.

바디리셋의 모든 과정이 그러하듯 음식도, 운동도, 일과도 모두 나를 기준으로 흘러가야 삶 자체가 온전히 자신의 것이 될 수 있다. 나 자신이 가치 있는 사람이라는 신념을 가지고 내 삶을 오롯이 내 것으로 만드는 것. 이 모두가 바디리셋의 정신과 맞닿아 있다.

꿈꾸는 만큼 몸이 바뀐다

"저는 태어나서 한 번도 날씬해 본 적이 없어요. 30대가 되기 전에 꼭 날씬해지고 싶은데 가능할까요?"

"회원님은 목표 체중을 달성하면 뭘 가장 하고 싶으세요?"

"전 그냥 예쁜 옷을 입고 싶어요. 스키니한 청바지에 흰 티셔츠가 제일 입고 싶어요."

"그 옷을 입고 뭘 하고 싶으세요?"

"남자친구를 만들고 싶어요!"

나는 회원들과 첫 상담을 할 때 "무조건 살을 빼자! 뺄 수 있다!"라며 결의부터 다지지 않는다. 날씬해지고 싶어서 찾아온 회원들에게는 어쩌면 그 말이 가장 믿음직할지 몰라도 그보다 훨씬 더 중요한 것이 있기 때문이다.

회원들과 처음 마주할 때 내가 가장 먼저 하는 질문은 "목표 체중에 도달하면 무엇을 가장 하고 싶은가?"라는 것이다. 다소 뜬금없는 질문에 회원들은 한참을 생각하다 답하곤 한다. 주로 몇 kg을 얼마 만에 뺄지를 생각해보거나 연예인처럼 날씬해지고 싶다는 막연한 생각을 가졌을 뿐, 날씬해진 자신을 구체적으로 상상해보지 않았던 회원들은 그제야 날씬해진 자신의 모습을 상상 속에서 마주하게 된다.

20~30대 싱글 여성 회원들은 대부분 남자친구를 만들고 싶다고 이야기한다. 예쁜 바디프로필을 찍고 싶다는 회원도 있고, 그동안 입지 못했던 옷을 입고 여행하는 상상을 하기도 한다. 질문을 받고 살이 빠

인생이 바뀌는 바디리셋

진 미래의 자신을 상상하는 그녀들의 입가에는 행복한 미소가 가득하다. 반드시 살을 빼고야 말겠다며 굳이 결의를 다지지 않아도 그녀들의 마음속에는 살을 빼고 싶은 욕구가 스멀스멀 올라온다.

나는 몸이 좋은 연예인 사진을 보여주며 이들처럼 만들어주겠다고 상담하지 않는다. 대신 회원들이 그동안 꿈꿔 왔던 몸으로 바뀐다면 어떤 일을 하고 싶은지 먼저 상상할 수 있도록 도와준다. 그렇게 날씬해진 자신의 모습을 구체적으로 그려본 뒤, 원하는 목표 체중을 언제까지 어떻게 만들어야 할지 구체적으로 계획을 짠다. 현재 체중 65kg에 근력이 떨어지고 피곤에 짓눌려 사는 회원이라면 3개월 후에 55kg을 만들 수 있다는 목표치를 함께 잡고, 3개월 동안 건강을 지키며 체중을 점진적으로 어떻게 감량할지 운동과 식이 계획을 세운다. 그리고 회원이 그 목표치를 잊지 않도록 지속적으로 상기시킨다.

이러한 이미지네이션, 즉 상상화 작업은 내가 다년간 스타들의 몸을 만드는 과정에서 습득한 기술이다. 영화 촬영을 앞둔 배우, 휴식기를 갖다가 다시 활동을 시작하는 가수나 아이돌의 몸을 만들려면 단순히 고강도 운동과 철저한 식이 지도만으로는 불가능하다. 단기간에 강력한 퍼포먼스를 이끌어내기 위해 본인이 카메라 앞에 어떤 몸으로 서야 할지 상상하고, 이를 구체화해 머릿속에 그려보는 과정을 반드시 먼저 진행한다.

사실 가수, 모델, 배우 중에서 원하는 몸을 가장 빠르고 확실하게 만드는 것은 배우다. 배우라는 직업의 특성상 대본 속 상황에 잘 몰입하기 때문에 바꿔야 하는 몸을 훨씬 더 구체적으로 그려낸다. 나는 그 모습을 보며 상상을 얼마나 구체화하느냐에 따라 목표에 더 빨리 도달한 다는 것을 알게 되었다. 일반 회원에게 무작정 살을 빼라고 하지 않고 몸을 바꾸고 나서 무엇을 하고 싶은지를 먼저 묻는 이유도 이 때문이 다. 변화할 자신의 모습을 그리며 구체적인 상을 잡으면 꿈꾸는 만큼, 집중하는 만큼 몸은 만들어진다.

몸을 만들 때는 몸 좋은 연예인의 사진을 보여주며 이렇게 만들어주 겠다고 단언하기보다는, 자신이 원하는 몸을 가진 대상을 SNS에서 직 접 찾아오라고 한다. 스스로 원하는 몸을 찾는 과정에서 자신이 원하는 몸을 다시 한번 구체적으로 상상하고 생각할 수 있기 때문이다. 어찌 보면 바디리셋은 변화한 자신의 모습을 상상하는 것, 즉 이미지네이션 에서부터 시작된다고 해도 과언이 아니다.

몸은 꿈꾸는 만큼 바뀐다. 이제부터 스스로 상상하는 멋진 꿈을 그 려보자. 자기 관리를 나름 한다고 해온 50대 초반 남성 회원이 얼마 전 수줍게 자기는 브래드 피트가 몸이 좋았을 때처럼 되는 것이 일생의 꿈 이었다고 말했다. 이 회원에게 나는 충분히 실현 가능하다고 자신 있게 말했다. 그 이유는 브래드 피트의 몸처럼 되고 싶다는 이 회원의 꿈이 구체적이고 생생했기 때문이다.

꿈꾸고 생각하는 만큼 미래의 모습이 구체화되고, 그러면 지속가능 한 실행 계획이 나온다. 스스로 달성하고자 하는 목표점이 분명하기 때 문에 살을 빼는 과정이 힘들거나 포기하고 싶은 상황이 닥쳐도 다시 일 어설 수 있다. 그런 의미에서 미래의 달라진 내 몸을 상상하고, 원하는 몸을 구체적으로 꿈꾸는 것이야말로 가장 확실한 동기부여가 된다.

긍정의 방향으로 흐르는 몸의 변화, 바디리셋

우리가 섭취한 음식은 식도를 거쳐 위와 십이지장을 지나며 미즙 상태가 된다. 이 상태에서 소장을 거치며 몸의 에너지원이 되기도 하고 각 신체 기관에 전달되어 유용한 자원으로 쓰인다. 그렇게 쓰이고 남은 것은 대장을 지나며 변으로 만들어져 몸 밖으로 배출되는데, 이러한 일련의 과정을 소화 과정이라 한다.

특별할 것 하나 없는 이러한 소화 과정이 현대인들에게는 큰 스트레스가 되기도 하고, 만성적인 두통을 유발하는 원인이 되기도 한다. 이러한 문제들은 오장육부를 망치는 음식을 먹고 운동을 멀리하는 것에서부터 시작된다. 평소 잘 움직이지 않아 체형이 틀어지는 것 또한 문제다. 내장을 담고 있는 체형이 틀어지니 내장 기능 수행력은 더 떨어질 수밖에 없다. 잘못된 음식을 먹어 몸의 기능이 망가지고 스트레스에 더 쉽게 노출되는 사람으로 점차 바뀌는 것이다. 툭하면 스트레스를 받고, 나쁜 음식과 술로 스트레스를 풀고, 살이 찌니 또다시 스트레스를 받는 악순환이 이어진다. 즉, 우리 몸은 건강하지 않은 음식과 부정적인 생각으로 망가진다. 돌고 도는 뫼비우스의 띠처럼 무한 반복되는 이 연결고리를 끊고 긍정의 방향으로 흐름을 바꾸는 방법이 바로 바디리셋이다.

바디리셋을 한마디로 정의하면 '우리 몸의 순기능을 회복하는 것'이라 할 수 있다. 그중에서도 현대인의 스트레스 유발점이라 할 수 있는 망가진 장기 기능을 회복하는 것에 초점을 맞춘다. 하지만 우리 몸이 지닌 순기능을 회복한다는 것의 의미는 단순히 기능적인 면에만 국한되지 않는다. 인간의 가장 원초적인 행복감을 만끽하며 깨끗한 정신과 육체, 가볍고 날씬한 몸으로 변화하는 모든 긍정의 과정과 그에 따른 결과를 총칭한다. 정신적으로나 육체적으로 건강한 삶을 방해하던 악순환의 고리를 끊고, 건강하고 아름다운 몸과 마음으로 새롭게 태어나는 것이 바디리셋의 최종 목표다.

바디리셋의 트라이앵글 효과

바디리셋의 구성 요소는 '푸드, 마인드, 운동' 크게 세 가지를 꼽을 수 있다. 이 세 가지 구성 요소는 트라이앵글처럼 연결되어 우리 몸에 영향을 준다. 푸드, 즉 음식은 마인드, 즉 생각과 마음가짐을 변화시킨다.

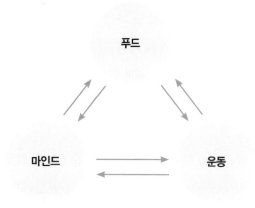

인생이 바뀌는 바디리셋

반대로 생각과 마음가짐이 먹는 음식을 결정하기도 한다. 마인드는 우리 몸을 움직이게 하는 사령관이고, 그 명령을 받은 육체는 운동을 통해 결과를 만들고 음식을 통해 영양을 공급받는다. 하지만 단순히 생각을 바꾸고, 운동을 하며, 식이 습관을 교정하는 순차적 단계로 바디리셋이 진행되는 것은 아니다. 바디리셋을 하면 음식, 감정, 운동이 조화롭게 변화를 이루며 삶 자체를 긍정의 방향으로 이끌어간다.

바디리셋의 첫 번째 단계는 '푸드리셋'이다. 우리 몸은 먹는 음식에 따라 변화한다. 콩 심은 데 콩 나고 팥 심은 데 팥이 나는 것과 같다. 실제로 장내 환경이 좋지 않으면 달고 자극적인 음식을 찾게 된다. 인공적인 가공 음식이나 정크 푸드를 먹는 동안에는 절대 건강한 마인드를 가질 수 없다. 오로지 깨끗한 음식을 통해서만 깨끗한 생각을 하게 되고 건강한 정신과 육체를 가질 수 있다.

그래서 나는 정신교육에 준하는 코칭 대신 그동안 음식을 먹었던 식습관부터 바꿀 수 있도록 돕는다. 좋지 않은 음식을 오랜 기간 먹어서 몸이 망가지고 살이 쪘다면 그동안의 잘못된 식습관과 처절하게 이별해야 한다. 바디리셋의 첫 번째 단계인 푸드리셋에서는 철저한 푸드코칭을 통해 식습관부터 교정한다. 달고 짜고 자극적인 음식이 당기지 않는 몸으로 바꾸기 위해 잘못된 식습관이 왜 생겼는지 그 원인부터 파악한다. 살이 쪘다면 반드시 식습관과 연결된 생각에 결함이 있게 마련이다. 그 결함은 어떠한 형태로든 생활환경에 의해 생긴다. 푸드코칭은 단순히 "이렇게 드세요, 저렇게 드세요." 하며 식단을 제시하는 것과는 차원이 다르다. 잘못된 식습관을 유발한 일, 가족, 대인관계 등 생활환경에서 비롯된 원인을 찾고 이를 없애기 위해 개선하는 과정으로 진행된다.

환경을 바꾸지 않고 습관을 바꾸는 것은 불가능하다. 따라서 바디리셋 첫 단계인 푸드리셋에 들어가면 식이 결함을 만든 환경과의 이별이 반드시 필요하다. 대다수의 회원들이 나의 코칭을 받으며 바디리셋에 성공하는 비결도 여기에 있다. 이 과정은 바디리셋의 두 번째 과정인 '마인드리셋'과도 연결된다. 잘못된 식습관과 폭식은 관계의 이상에서 온다. 직장 상사에게 부정적인 평가나 비난으로 스트레스를 받은 날에 우아하게 앉아 샐러드를 먹지는 않는다. 이런 날에는 얼얼한 마라탕에 짜릿한 칭따오로 스트레스를 푼다. 폭식은 관계의 스트레스, 즉 감정의 파괴에서부터 시작된다.

어느 날, 한 회원이 퉁퉁 부은 얼굴로 센터에 들어왔다.

"회원님! 얼굴이 왜 이렇게 퉁퉁 부었어요? 이게 도대체 무슨 일입니까?"

"어젯밤 12시에 빵을 엄청 먹어버렸어요."

왜 그랬느냐고 물어보니 낮에 동창 모임에 갔다가 제대로 상처를 받았다고 했다. 오랜만에 동창 모임에 나간 차에 자신만 뚱뚱한 것 같아 가뜩이나 위축되었는데 친구 한 명이 팩폭을 날렸다고 한다.

"어머, 넌 늘 그대로구나. 이제 관리 좀 하고 살아야지!"

그 말을 듣고 자존심이 무너지고 조롱당한 것 같아 기분이 상했지만 그 자리에서는 꾹 참고 집에 돌아왔다고 한다. 하지만 저녁 내내 친구의 말이 떠올랐고, 잠자리에 누워서도 화가 치밀어 오르고 약이 올라도저히 잠을 잘 수 없었다고 한다. 그렇게 얼마간 뒤척이다 보니 갑자기 허기가 느껴져 부엌에 가보니 빵이 보였고 그 자리에 서서 허겁지겁 먹어치웠다는 이야기였다.

바디리셋의 두 번째는 마인드리셋이다. 푸드리셋과 연결되는 마인드리셋에서는 가족, 직장 동료, 친구, 지인 등 사람과의 관계에서 오는 부정적 감정이 나쁜 음식으로 바로 연결됨을 스스로 인지하게 해준다. 그리고 그 부정적 감정을 음식으로 풀지 않도록 훈련한다. 뚱뚱한 사람들 중 모임 자리에서 음식을 깨작거리며 잘 안 먹는 이들이 의외로 많다. "그렇게 많이 먹으니 살찌지."라는 말을 들을까봐 마음껏 먹지 못하는 것이다. 그러고는 집에 돌아와 폭식을 한다.

이런 경우 나는 눈치 보지 말고 일단 먹으라고 한다. 그리고 본인이 뚱뚱한 것을 인지하고 선포하라고 한다. 나 또한 그 과정을 거쳤다. 한때 75kg에 육박했던 나는 모든 지방이 상체로 몰린, 흔히 말하는 상체비만형이었다. 많이 먹으니 살이 찐다는 이야기가 듣기 싫어 몰래 숨어서 폭식을 일삼았다. 그러면서 '나는 많이 안 먹는데도 살찌는 체질'이라고 이야기하고 다녔다. 어느 날, 남동생이 내게 "누나는 키 183cm 이상, 체중 85kg 이상 나가는 성인 남자가 먹는 것만큼 먹어!"라며 구체적이고도 신랄하게 지적했다.

너무나도 충격적인 남동생의 말을 도저히 인정하고 받아들일 수 없어서 그날부터 먹은 음식을 시간별로 모조리 적은 결과, 실로 놀라운 사실을 알게 되었다. 나는 하루 종일 정말 많이도 먹고 있었다. 이 일로 인해 많이 먹어서 뚱뚱해진 나 자신을 뼈저리게 인정하게 되었다. 사실

나는 그동안 스스로를 통통하다고 위안해 왔는데, 이 일을 계기로 "나는 통통한 게 아니라 뚱뚱해. 많이 먹어서 뚱뚱해진 거야."라고 말하게 되었다. 많이 먹어서 살찐 나를 직시하고 나니 이렇게 많이 먹는 나를 개선하고 싶은 마음이 들었다.

나는 뚱뚱한 회원들에게 "무조건 적게 드세요. 샐러드를 드세요. 배고프시면 방울토마토를 드세요."라고 하지 않는다. 마인드리셋에서는 본인이 3일간 먹는 음식을 모두 사진으로 찍어 하루에 얼마나 먹는지 스스로 실체를 파악하게 한다. 얼마나 많이 먹고 있는지 알게 되면 스스로 개선하고자 하는 마음이 들게 마련이다. 자신이 많이 먹고 있음을 인지한 상태에서 내가 어떤 상태일 때 왜 그렇게 많이 먹는지 상황 하나하나를 체크하며, 때때로 올라오는 감정을 폭식으로 풀 필요가 없다는 것을 차근차근 알려준다.

남자친구와 싸운 날엔 매운 떡볶이를 먹고 후식으로 달달한 아이스크림까지 먹어줘야 하고, 상사에게 깨진 날엔 곱창에 소주를 먹어야 하고, 주식이 떨어진 날엔 치킨에 맥주를 먹어야 하는 습관을 없애기 위해 폭식을 유발한 감정의 근원을 직시하도록 한다. 감정이 올라오는 날 음식으로 내 몸을 혹사할 필요는 없다. 우리는 인생을 살며 희로애락을 느낀다. 기쁜 날이 있으면 화가 나는 날이 있는 것은 당연하다. 화가 나는 날마다 폭식으로 화를 삭이는 것은 누구보다 사랑해야 하는 나 자신을 학대하는 것이나 다름없다.

마인드리셋에서는 부정적인 생각이 불러오는 나쁜 음식에 대한 생각을 바로잡는 과정도 매우 중요하다. 진짜 배가 고파서 음식을 먹고

인생이 바뀌는 바디리셋

싶은 상황인지, 부정적인 감정으로 인해 스트레스성 과식과 폭식을 하고 싶은 상황인지 먼저 인지하도록 한다. 부정적인 감정이 올라오는 날에는 '살찌는 자극적인 음식이 당긴다'는 사실을 인지시키고 '나쁜 감정을 나쁜 음식을 먹어서 해소할 것인가?'라고 스스로 생각하게 한 뒤 심호흡하게 함으로써 스스로 음식을 제어하게 한다. 즉, 음식에 대한 자기 결정권을 갖도록 훈련한다.

푸드리셋과 마인드리셋으로 잘못된 식습관을 바로잡으면 그다음엔 '운동리셋'을 진행한다. 활동대사량이 적어 여기저기 살쪘다면 유산소 운동으로 활동대사량을 올린다. 잘못된 자세로 인해 체형이 틀어지고 운동이 하기 싫을 정도로 통증과 피곤을 달고 살았다면 교정운동으로 잘못된 자세를 교정한다. 푸드리셋, 마인드리셋, 운동리셋을 통해 식습관, 마음가짐, 몸의 변화가 조화롭게 이루어질 때 비로소 자신의 삶을 사랑하고 아름다운 몸을 가꿔나갈 수 있는 커다란 원동력과 에너지를 얻을 수 있다.

·02·

잘못된 다이어트,
망가지는 우리 몸

삶의 패턴 전체를
바꿔야 한다

센터를 찾는 회원들은 저마다 다이어트에 일가견이 있다. 유행하는 각종 다이어트는 물론 새로운 약물이나 보조제의 도움을 받았다는 회원들도 어렵지 않게 볼 수 있다. 그중에는 PT를 받거나 골프, 등산, 요가 등 여러 가지 운동을 꾸준히 하는 회원들도 있다. 하지만 유행하는 다이어트는 어김없이 요요 현상이라는 결과를 가져왔고, 약물 부작용으로 몸이 망가지기도 했으며, 운동은 힘들기만 하고 이렇다 할 효과도 없었다고 털어놓는다. 결국 다이어트 이전보다 살이 더 찌는 현상을 몇 차례씩 반복하며 평생을 다이어트의 노예로 살고 있다고 고백한다.

　일시적인 다이어트는 그야말로 반짝 효과에 지나지 않는다. 평생 날씬한 몸으로 살기 위해서는 그런 다이어트 방법이 아닌, 살찔 수밖에 없는 삶의 패턴 전체를 바꿔야 한다. 바디리셋의 기본 원칙은 깨끗한 장내 환경을 만들어 몸의 순기능을 되돌리는 것이다. 그다음으로 몸에 좋은 음식을 채워 충분한 영양을 공급해준다. 여기에 주기적으로 운동해서 건강한 몸을 만들고 근육을 키우면 탄수화물이나 가공식품으로부터 완전히 해방될 수 있다. 아마도 살이 많이 쪘거나 원하는 대로 살이 잘 빠지지 않는 사람이라면 바디리셋의 기본 원칙과는 다소 거리가 있는 삶을 살아왔을 것이다.

　기분에 따라 음식을 먹거나, 가공식품을 입에 달고 살거나, 운동과는 담을 쌓은 채 지내거나, 물 대신 차나 커피를 마시거나, 폭식과 과식을 일삼거나, 바쁘다는 이유로 끼니를 대충 때우기를 반복해왔을 것이다. 어쩌면 여기저기 아프고 불편한 통증을 그저 스트레스로 여기며 그냥 방치해 왔을지도 모른다.

　건강하고 아름다운 몸을 만들고 그 몸을 평생 유지하고 싶다면 이런 삶의 패턴을 완전히 버려야 한다. 가공식품이나 당도 높은 음식을 먹어왔다면 잘 비우고 그 자리를 깨끗하고 좋은 음식으로 채워야 하고, 운동이 귀찮아서 건너뛰었다면 주기적으로 운동하도록 노력해야 한다. 스트레스를 음식으로 풀어왔다면 스트레스를 풀 수 있는 다른 돌파구를 찾아야 한다. 바쁘다는 이유로 끼니를 대충 때우지 말고, 자신을 위해 더 클린한 음식을 준비해 세끼 꼬박꼬박 규칙적으로 먹어야 한다.

삶의 패턴을 바꾸는 것은 그저 기존의 안 좋은 습관을 버리는 것만이 아니다. 안 좋은 습관을 끊어내기 위해서는 나 자신을 먼저 사랑해야 한다. 나를 위한 음식, 내 마음을 위한 생각의 전환, 내 건강을 위한 관심과 의지가 바탕에 깔려 있어야 한다. 이것이 기본이 될 때 삶의 변화가 시작되고 몸이 서서히 변화하면서 정신적으로도 더 단단해지고 유연해진다.

체지방을 감량하는 과학적 설계법

다이어트에 대한 지식이 늘며 체지방 감량이 중요하다는 걸 알면서도 여전히 다이어트에 실패하는 이유는 무엇일까? 그 이유는 바로 체지방을 감량해야 한다는 것만 알고 구체적인 방법을 모르기 때문이다. 보통 다이어트를 하면 밥을 반 공기만 먹거나 그냥 과자, 빵 등 간식을 덜 먹거나 운동을 하는 것으로 막연하게 알고 있다. 이렇게 주먹구구식으로 음식을 줄이는 방법으로는 체지방을 드라마틱하게 감량할 수 없다.

체지방을 빠른 시일 내에 원하는 만큼 감량하려면 자신의 건강 상태, 키, 몸무게는 물론이고 음식을 먹는 시간에서부터 하루 먹어야 할 탄수화물과 당류, 단백질의 양까지 정확하게 파악해야 한다. 적합한 운동 처방도 필요하다. 이 방법은 바디리셋을 통해 수많은 회원들을 관리하며 얻은 경험치이자 과학적인 설계를 거쳐 정립한 것이다.

일반인들은 다이어트를 할 때 칼로리에 신경 쓰는데, 체지방을 줄이려면 칼로리가 아니라 탄수화물과 당수치를 봐야 한다. 체지방을 감량하기 위한 탄수화물과 당의 양은 보통 성인 여성 기준으로 1일 50~80g이다. 만약 섭취한 음식에 식이섬유가 포함되어 있다면 그만큼을 탄수화물 섭취량에서 빼야 한다. 즉, 식이섬유가 들어있는 음식은 일종의 '보너스 점수가 있는 음식'이라고 생각하면 된다. 예를 들어 200g의 찐 고구마에는 64.94g의 탄수화물과 32.64g의 당이 들어있어 합치면 97.58g이다. 하지만 고구마에는 2.6g의 식이섬유가 들어있기 때문에 최종 섭취한 탄수화물과 당의 양은 94.98g이 된다(탄수화물군류가 몸에 들어오면 포도당, 과일을 먹으면 생기는 과당처럼 다 같은 당이다. 따라서 음식에 든 당 함유량은 모두 합쳐서 계산해야 한다).

■ 찐 고구마 200g 영양성분

탄수화물	64.94g	단백질	3.34g
지방	0.47g	당류	32.64g
나트륨	19.46mg	콜레스테롤	0mg
포화지방산	0.1g	트랜스지방	0.01g

출처: 식품의약품안전처

그러므로 하루에 섭취하는 탄수화물과 당의 양을 조절해야 효과적으로 체지방을 감량할 수 있다. 음식별 탄수화물과 당의 함량은 인터넷에서 쉽게 검색할 수 있다(*PART3의 240쪽 탄수화물 함량과 다음 쪽의 식이섬유 함량 참조).

■ 식품 100g당 식이섬유 함량(g)

백미	1.51	배추	1.50	무청	2.26	숙주나물	1.81
현미	3.29	셀러리	1.40	브로콜리	2.86	부추	2.11
무	1.49	오이	1.46	양배추	2.18	피망	2.43
감자	1.42	참외	1.13	고구마	2.60	근대	2.95
두부	2.47	시금치	3.24	우엉	4.10	파래	4.60
사과	1.40	토마토	1.34	고사리	5.14	냉이	5.68
배	1.76	당근	2.50	가지	1.85	대두	16.67
양파	1.47	보리	11.20	건미역	43.43	강낭콩	19.15
콩나물	2.55	풋고추	4.68	건다시마	27.56	팥	17.59
파	2.63	상추	1.83	표고버섯	2.44	완두콩	6.75
애호박	1.40	딸기	1.82	팽이버섯	2.94	늙은호박	3.43

출처: 한국보건산업진흥원

　　바디리셋 과정에서도 특히 중요한 것은 체중 감량이 아닌, 체지방량의 감소다. 보통 우리 센터에서 바디리셋 프로그램을 진행하면 3개월 안에 10kg 정도 체지방 감량이 가능하다. 그것이 가능한 이유는 어떤 요행이나 눈속임이 아니라, 나쁜 식습관을 개선하고 우리 몸의 오장육부가 제대로 가동하도록 기능을 살려주기 때문이다. 물론 회원의 현재 체지방량에 따라 조금씩 차이가 있긴 하지만, 보통 25~35%의 체지방량을 3개월 안에 11~15%까지 낮추는 것을 목표로 한다.

　　일반적으로 성인 여성의 표준 체지방량은 20~25%, 성인 남성의 표준 체지방량은 15~20%다. 하지만 실제 이 비율로 감량하면 드라마틱한

■ 체질량지수

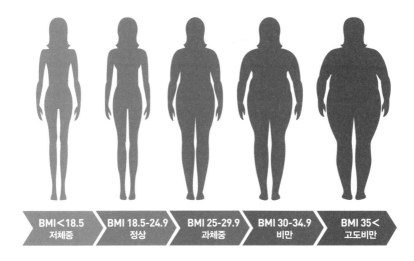

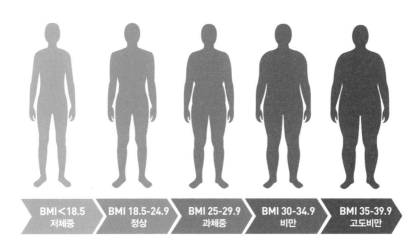

몸매를 만들기 어렵다. 마치 코르셋을 한껏 조여 입은 듯한 압도적인 라인을 만들어야 하는데, 잉여 지방이 많을수록 그런 라인에서는 멀어진다. 그냥 적당히 날씬한 정도에 그치는 수준이다. 그래서 우리 회원들은 체지방량을 여성 11~15%, 남성 8~10%에 맞추기 위해 훈련한다.

가공식품만 끊어도
체지방을 줄일 수 있다

"항아리 같은 이 뱃살만 없어지면 좋겠어요."

어느 날 40대 후반 여성이 센터를 찾아왔다. 키 160cm, 몸무게 56kg, 평소 55사이즈의 옷을 입을 정도로 비만한 몸은 아니었지만 배만 볼록 나온 배불뚝이 체형이 고민이라고 했다. 뱃살만 해결하면 될 거라는 생각으로 센터를 찾은 회원은 그날부터 바로 바디리셋에 돌입했다.

심각한 비만이 아니었기에 몸을 바꾸는 과정이 고될 거라고는 전혀 예상하지 못했다. 하지만 이상하리만큼 몸에 변화가 나타나지 않았다. 알고 보니 그녀는 중독에 가까운 생크림 케이크 마니아였다. 푸드코칭과 운동을 계속하면서도 생크림 케이크를 끊지 못하니 몸의 변화는 매우 더디게 나타났다. 보통 2개월이면 48kg 정도의 날씬한 몸이 되어야 하는데, 집에 돌아가서 날마다 생크림 케이크를 먹으니 지루하고 힘든 과정이 이어질 수밖에 없었다.

그녀는 생크림 케이크를 먹고 난 다음 날엔 눈이 벌게지고 얼굴이

푸석푸석한 채로 센터에 왔다. 그럴 때마다 당에 지배당한 몸을 다시 클린하게 만들기 위해 지방을 감량하는 운동이 아니라 몸속의 독소를 빼는 운동을 했지만, 아무리 케이크를 못 먹게 해도 몰래몰래 먹는 탓에 원하는 만큼 몸이 바뀌지 않았다.

"회원님, 이렇게 열심히 운동하고 집에 가서서 생크림 케이크를 계속 드시면 죽었다 깨어나도 압도적인 라인은 만들어지지 않습니다. 이렇게 애써서 운동하는 게 아깝지 않으세요?"

그녀를 단호하게 다그쳤다. 한편으로 이미 당에 지배당한 터라 쉽게 생크림 케이크를 끊지 못하는 것도 충분히 이해됐다. 과감한 선택이 필요한 때였다.

"회원님! 우리 바디프로필 한번 찍어볼까요? 어떠세요?"

"어머, 제가 그걸 찍을 수 있을까요?"

영화 촬영일이 잡히면 급하게 몸을 만들던 배우들이 떠올라 바디프로필을 찍자고 제안했다. 다행히 회원은 동의했고 그 선택이 큰 변화를 이끌어냈다. 카메라 앞에 설 것을 생각하니 생크림 케이크를 예전처럼 먹을 수는 없었다고 했다. 생크림 케이크를 단번에 끊기는 어려웠지만 바디프로필 촬영일이 다가오면서 먹는 횟수가 확연히 줄어들었고 결국에는 완전히 끊을 수 있었다. 그녀는 누구보다 눈부시고 아름다운 몸매를 가진 여성으로 다시 태어났고, 멋진 바디프로필 사진을 찍는 데 성공했다.

체지방량이 평균 이상인 과체중이거나 비만한 사람들은 대부분 식습관에 문제가 있는 경우가 많다. 규칙적으로 식사하지 않고, 간단하게 끼니를 때울 수 있는 인스턴트, 패스트푸드, 밀키트, 가공식품을 많이 섭취한다. 이것들은 제조과정에서 각종 식품첨가물, 방부제, 화학 처리 등을 거쳐 식재료가 변형되거나 가공된 식품이다.

이런 가공식품을 자주 섭취하면 우리 몸의 대사기능이 저하되어 배출과 순환이 어려워진다. 그러면 체내에 독소가 쌓이고 장 기능이 무너져 또다시 배출과 순환이 원활히 이루어지지 않는다. 도돌이표처럼 악순환이 반복되는 것이다. 이 과정에서 부종은 더 심해지고 체지방은 계속 쌓이게 된다.

가공식품을 끊어야 한다는 것은 누구나 아는 사실이다. 하지만 현대인들은 가공식품에 무방비로 노출되어 있고 심지어 자신이 가공식품을 먹고 있다는 것조차 인지하지 못하는 경우가 부지기수다. 무엇보다 가공식품을 쉽게 끊을 수 없는 이유는 태어나서 지금까지 가공식품을 먹는 동안 장내 미생물 환경이 망가졌기 때문이다. 가공식품을 장기간 먹으면 장내 미생물이 유해균의 지배를 받는다. 유해균에 점령당한 몸은 유해균이 좋아하는 가공 탄수화물을 먹도록 뇌에 명령한다. 이러한 증상은 당 탐닉증, 탄수화물 중독증으로 나타난다.

이 중독 현상은 단지 사탕, 과자, 초콜릿, 빵을 끊지 못하는 증상으로만 나타나지 않는다. 어떤 사람들은 콜라나 사이다 같은 청량음료를 입에 달고 살기도 하고, 또 어떤 사람들은 맥주나 와인을 끊지 못하기도 한다. 가공 탄수화물은 아니지만 당 함량이 높은 과일을 매일 꼭 먹어야 하는 이들도 있다. 모두 당 탐닉증, 탄수화물 중독에 해당한다.

요즘처럼 가공식품의 홍수 속에서 살아가는 현대인들에게 가공식품을 칼같이 끊어내는 것은 결코 쉬운 일이 아니다. 또 수십 년간 이어온 식습관을 하루아침에 바꾼다는 것도 쉽지 않다. 하지만 가공식품만 끊어내도 체지방 감량이 훨씬 더 쉬워진다는 것을 기억해야 한다.

가공식품을 끊기 위해서는 앞서 말한 회원처럼 동기부여가 되는 목표를 설정하는 것이 중요하다. 바디프로필을 찍기 위한 계획을 세우거나, 입고 싶었던 옷을 한 치수 작은 사이즈로 구매해 눈앞에 걸어두거나, 관리 좀 하라며 무안하게 했던 동창을 다시 만나는 날로 디데이를 잡아도 좋다.

목표를 설정한 이후에는 나쁜 음식을 최대한 줄이고 그 자리를 건강에 좋은 음식으로 채워야 한다. 그러다 보면 속이 편안해지고 에너지가 차오르는 것을 스스로 느끼게 된다. 자극적인 음식보다 담백하고 순수한 클린푸드를 찾게 되고 자연스럽게 부종이 사라지며 몸이 가벼워지는 것도 경험할 수 있다.

실제로 바디리셋을 통해 3개월 과정으로 식습관을 개선한 한 회원은 처음 며칠간은 국물이나 쌈장, 양념을 먹지 못하는 것이 가장 괴로웠다고 한다. 하지만 정확히 3주 차에는 먹고 싶은 걸 참을 수 있었고, 3개월에 접어들면서는 식탐이 사라진 것을 느꼈다고 한다. 자극적인 음식이나 국물이 있는 음식보다 신선한 채소와 클린푸드가 더 당기는 신기한 경험을 했다고 전했다.

식습관의 교정은 단순히 좋은 음식을 먹고 나쁜 음식을 끊는 것이 전부가 아니다. 바쁘고 치열하게만 살아가며 나 자신을 돌아보지 않았던 삶의 패턴을 통째로 바꿔야 가능하다. 물론 독하게 마음먹고 일시적으로 식습관을 조절할 수는 있다. 관건은 올바른 식습관을 얼마나 지속할 수 있느냐다. 식습관을 평생 지속하려면 어렵거나 복잡하지 않아야 한다.

다른 방법은 모두 접어두고 딱 세 가지만 먼저 실천해보자. 첫째, 가공식품의 섭취를 줄이고 그 자리를 신선하고 깨끗한 음식으로 채운다. 조리가 간편한 밀키트는 얼핏 보기에는 건강해 보이지만 기본 양념이나 육수가 모두 첨가물 덩어리다. 전자레인지에 돌리기만 하면 되는 패킹 닭가슴살, 새콤달콤하게 뿌려 먹는 드레싱 역시 모두 가공식품이다. 가공식품을 끊기 위해서는 우선 가능하면 천연 재료를 이용해 집에서 직접 조리하는 습관을 들여야 한다. 이 과정에서 베이컨, 소시지, 패킹 닭가슴살과 같은 가공육 섭취를 줄이는 것이 매우 중요하다. 특별하고 그럴싸한 요리를 해 먹으라는 얘기가 아니다. 나 자신을 위해 준비한 천연 재료에 최소한의 조리법만 더해 섭취하면 된다.

둘째, 가공식품을 대신할 천연 간식을 먹는 것도 좋다. 오이, 셀러리, 당근 등 채소 스틱을 먹는 것도 도움이 되고 아몬드, 호두, 피스타치오 등의 견과류를 소량 섭취하는 것도 좋다. 영양소를 보충하는 동시에 가공식품에 길든 입맛을 클린푸드에 길들도록 도울 수 있다.

셋째, 하루 1.5~2L의 물과 장내 환경을 바꾸는 데 도움이 되는 유산균을 꾸준히 섭취한다. 설탕이나 액상과당이 들어간 단 음료는 비만을 비롯해 각종 성인병을 높이는 가공식품의 대표주자다. 갈증이 날 때만 물을 마시지 말고 소량의 물을 자주 마시는 것이 가장 좋다. 이 세 가지만 바로 실천해도 요요 없는 다이어트가 충분히 가능하고 평생 지속 가능한 식습관의 틀이 형성된다. 무엇보다 체중이 아닌, 체지방을 확실히 줄일 수 있다.

힘들게 굶지 마라

'굶는 게 답'이라는 다이어트 공식은 틀렸다. 하지만 아직도 저녁을 건너뛰거나 몇 끼를 연속으로 굶으면서 다이어트 하는 이들이 있다. 과식과 폭식이 내 몸에 가하는 폭력인 것처럼 굶는 것도 내 몸을 학대하는 것과 다름없다. 중요한 것은 굶어 봤자 기대하는 만큼 체중 감량이 불가능하다는 것이다. 배고파서 장기간 지속하기 어렵고, 우리 인체 시스템이 굶어서는 감량이 되지 않도록 설계되어 있기 때문이다.

음식을 먹지 않는데도 살이 빠지지 않는다면 언뜻 이해되지 않을 수 있다. 그러나 우리 몸은 굶을수록 다음 기아에 대비해 에너지를 절약하는 시스템으로 바뀐다. 우리 몸의 에너지는 '렙틴'이라는 호르몬에 의해 조절된다. 렙틴은 식욕을 억제하고 에너지 소비를 증가시키는 호르몬이다. 식사 후 포만감을 느끼는 것도 렙틴이 정상적으로 작용하기에 가능한 일이다. 그런데 끼니를 거르면 렙틴이 정상적으로 분비되지 않고, 렙틴 분비량이 줄어드니 포만감을 느끼지 못하고 당연히 식욕 조절도 힘들어진다.

그뿐만 아니라 굶는 것을 반복하면 몸이 에너지를 소비하지 않고 저장하는 시스템으로 바뀐다. 같은 양의 음식을 섭취하더라도 더 많은 에너지를 축적하도록 지방을 저장하는 몸 상태가 되는 것이다. 결국 몇 끼를 굶고 예전의 식사 패턴으로 돌아오면 에너지를 제대로 소비하지 않고 지방만 더 많이 저장하는 체질로 바뀐다. 당연히 요요 현상도 더 빨리 오고 적게 먹어도 살찌는 최악의 몸 상태가 되어버린다.

나는 푸드코칭을 받는 회원들에게 절대 굶으라고 하지 않는다. 오히려 삼시 세끼를 규칙적이고 정확하게 먹도록 권한다. 허기지면 뭔가 먹고 싶은 욕구가 증가하는 것은 당연하다. 그래서 1일 섭취 단백질과 탄수화물의 양을 세끼로 나누어 골고루 섭취해야 한다. 다만, 탄수화물은 아침과 점심 식사에 비중을 두고 저녁식사에는 되도록 먹지 말라고 당부한다.

극단적으로 식사량을 제한하거나 굶기를 반복해서 음식을 먹는 족족 몸에 저장하지 말고, 6대 영양소가 든 음식을 세끼로 나누어 적절하게 먹도록 습관화해야 한다. 그리고 충분히 활동하고, 배출을 빨리하도록 장 관리를 병행하여 잉여 에너지가 몸에 쌓여서 살이 되지 않도록 해야 한다.

평소에 먹던 습관을 지우고 치밀하게 계산한 음식만 먹어야 하는 과정은 쉽지 않다. 각종 모임을 비롯해 회사 회식도 있고 가족 내 경조사도 있다. 일상생활과 바디리셋을 함께 하는 과정에 많은 유혹이 있다 보니, 처음 푸드코칭을 받는 회원들은 음식 조절 과정을 무척이나 힘들어한다.

하지만 이 과정을 잘 거치면 그야말로 눈부신 몸으로 다시 태어난다. 비록 험난하지만 제대로 된 바디리셋 과정을 단 한 번만 거치면 누

인생이 바뀌는 바디리셋

구나 새로운 몸으로 다시 태어날 수 있다는 것을 나는 잘 알고 있다. 우리는 누구나 행복해질 권리가 있다. 삶의 질을 더 높이고 행복하고 재미있게 살기 위해서는 성장통이 반드시 필요하다. 자신을 성장시키지 못하는 환경에 굴복하지 말고 그냥 한번 해보자. 세상에 쉬운 것은 없다. 그래서 나는 어미 사자가 새끼 사자를 강하게 가르치듯 회원을 강하게 이끈다.

새로운 몸으로 다시 태어나는 과정은 정말 힘들다. 그 힘든 과정에서 내가 허용적이면 회원들이 당장은 편하겠지만 결과가 좋지 않다. 나는 힘들지만 제대로 된 과정을 거쳐야 몸이 다시 만들어진다는 사실을 수많은 스타들의 몸을 만들면서 확인했다. 다행히 회원들도 나의 코칭을 신뢰하고 한 스텝, 한 스텝 과정을 따라온다. 누구나 바디리셋 과정을 3개월 거치면 모두가 부러워할, 평생 가져보지 못했던 압도적 바디라인으로 탈바꿈하게 되고, 그런 모습을 볼 때마다 나는 바디리셋의 위력을 다시금 실감한다.

살이 빠지지 않는 원인부터 파악해야 한다

한 달 이상 과자와 빵을 끊고 샐러드만 먹었는데 체중이 1kg도 안 빠진다고 고민하는 사람들이 의외로 많다. 한 달 동안 열심히 닭가슴살 샐러드를 먹고 방울토마토와 고구마를 싸가지고 다니면서 열심히 노력했는데 체중이 생각보다 빠지지 않아서 다이어트를 포기하는 경우도 있다. 어떤 이들은 "이번 생에는 날씬한 몸으로 사는 것을 포기한다."라며 농담을 하기도 하고, 굶어도 살이 빠지지 않는 체질로 오인하고 다이어트와 점점 멀어지기도 한다.

식이조절은 물론 심지어 굶었는데도 살이 빠지지 않는다면 그 원인부터 파악해야 한다. 우선 내 몸에 내장 지방이 쌓여 있거나 만성 체중이 있는지 의심해보자. 표준 체중이라도 내장 지방이 많을 수 있다. 내장 지방은 몸속의 내장과 내장 사이, 또는 내장 안에 지방이 냉동실처럼 꽁꽁 언 상태로 채워져 있는 것과 같다. 더운 여름에는 액체가 되지만 겨울엔 흰색 고체 덩어리가 되는 코코넛오일을 떠올리면 쉽게 이해될 것이다. 내장 지방이 많으면 웬만한 식단조절로는 살이 잘 빠지지 않는다. 체온을 높이는 운동으로 단단해진 내장 지방을 녹이고, 불포화지방의 오일을 먹어서 몸 안에 쌓인 내장 지방을 배출해야 한다.

내장 지방 못지않게 만성 체중도 살이 빠지는 것을 막는 요인이다. 내장 지방은 운동으로 해결할 수 있지만, 만성 체중은 오랫동안 잘못된 식습관으로 인해 생긴 증상이라 쉽게 해결하기 어렵다. 소화할 수 있는 양보다 항상 욕심껏 많이 먹거나 불규칙하게 식사를 반복하다 보면 늘 체하고 속이 더부룩한 증상을 달고 사는 만성 체중이 된다. 푸드코칭을 한 달 이상 해도 체중이 안 빠지고 정체되어 있다면 만성 체중을 의심해야 한다. 만성 체중으로 오랫동안 살다 보면 본인이 만성 체중인 줄도 모르고 지내기도 한다. 만성 체중은 소화기 장애로 인해 발생하기도 하고 체질적으로 잘 소화하지 못하는 음식으로 인해 생기기도 한다.

50대 초반의 한 여성 회원은 본인이 만성 체증인 줄 모르고 평생을 지내왔다. 푸드코칭을 시작하고 한 달 정도 지났을 때, 이상하게 점심에 소고기를 먹으면 속이 답답하고 두통이 심하다고 호소했다. 푸드코칭을 성실하게 지키는데도 그런 증상이 생기는 것이 아무래도 이상해서 회원이 먹는 음식을 샅샅이 살펴봤다. 그 결과 이 회원은 육류 소화 기능이 약해 소고기를 구워 먹은 날에는 위에 부담이 가서 만성 체증 증상이 눈에 띄게 도드라지는 걸 알 수 있었다. 그래서 바로 소고기, 닭가슴살, 삼겹살 등 육류 대신 생선으로 식단을 대체하도록 했다.

　식단을 변경한 결과는 매우 좋았다. 이 회원은 8개월에 걸쳐 68kg에서 52kg으로 총 16kg을 감량했다. 50대에 8개월 만에 16kg을 감량한 것은 정말로 대단한 결과다. 50대 폐경기를 지나면 호르몬 분비가 바뀌어 근육이 잘 생기지 않고 흔히 나잇살이라고 하는 지방이 몸에 쌓이기 쉽다. 그런데 이러한 체력적인 한계를 극복하고 16kg을 감량한 것

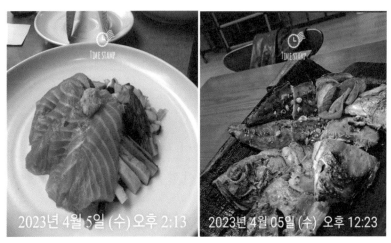

육류 대신 생선으로 바꾼 식단

은 피땀을 흘리며 노력한 결과다. 무엇보다 음식에서 비롯된 만성 체중을 해결하고 나니 체중 조절이 효과적으로 이루어진 것이다.

마지막으로, 적게 먹는데도 살이 안 빠진다면 활동대사량이 낮은 건 아닌지 점검해야 한다. 먹은 음식의 열량보다 적게 움직이면 잉여 에너지가 몸에 쌓이는 것은 당연한 이치다. 그래서 하루에 먹는 양만 체크할 것이 아니라 얼마나 움직이는지 활동량도 반드시 점검해야 한다. 8시간 내내 앉아서 일하는 사무직 직장인은 하루 활동량이 매우 적다. 여기에 대중교통을 이용하지 않고 자가용으로 출퇴근한다면 활동량은 극히 더 적어진다.

30대 직장인 여성 회원이 있었다. 식단도 매우 정확하게 조절했고 운동도 주 3회씩 꼬박꼬박 잘했다. 그런데 체중 정체기가 두 달 이상 지속되었다. 코칭하는 나도 답답하고 열심히 노력하는 회원도 힘든 상황이었다. 이 정체기를 반드시 벗어나야 원하는 몸으로 변화할 수 있기에 체중이 왜 빠지지 않는지 원인을 면밀히 검토했다.

회원의 일상을 살펴보니 하루 종일 앉아서 일하며 연일 계속되는 회의에 참석하고 있었다. 미팅이 많은 직업이라 이동할 때는 무조건 자가용을 이용하다 보니 하루에 걷는 걸음이 500보가 채 되지 않았다. 이러니 적게 먹어도 살이 안 빠지는 것은 당연했다. 나는 회원에게 차를 놓고 출퇴근하라고 코칭했다. 그랬더니 단지 차를 놓고 다녔을 뿐인데 체중이 정체기를 벗어나 눈 녹듯이 빠지기 시작해 어느새 63kg에서 52kg으로 내려갔다.

살을 빼기 위해 식단을 조절하고 열심히 운동하는 것도 물론 중요하다. 하지만 그런데도 살이 잘 빠지지 않거나 정체기가 지속된다면 그 원인을 파악하고 해결하려고 노력해야 한다. 문제점을 파악하는 것이 해결의 실마리를 찾는 가장 확실한 방법이다.

먹는 양을 똑똑하게 줄여야 한다

음식의 양을 줄이기 전에 먼저 자기가 먹어야 할 적정량을 알아야 한다. 내 몸이 받아들일 수 있는 양, 내 몸에 필요한 음식의 양을 먼저 확인하는 것이다. 대다수의 사람들이 자기에게 필요한 음식의 적정량을 모른다. 과식의 기준은 음식을 먹은 후 나른하고 졸린 느낌이 드는 것이다. 폭식은 신물이 올라오고 음식이 목까지 차오르는 느낌, 토할 것 같은 느낌, 배가 터질 것 같다거나 죽겠다는 말이 절로 나올 정도로 먹은 상태를 말한다. 식탐과 스트레스를 주로 음식으로 풀 때 많이 나타난다. 적정량이라는 것은 음식 섭취 후 기분이 좋고 부대낌 없이 편안한 상태를 말한다.

우리 회원들도 자신이 하루에 섭취하는 음식의 양이 어느 정도인지 모르는 경우가 대부분이었다. 자신이 하루에 먹는 양을 제대로 아는 것과 모르는 것의 차이는 매우 크다. 그리고 그것을 매일 눈으로 재차 확인하는 것의 효과는 실로 어마어마하다.

바디리셋 프로그램에 들어가면 매일 먹은 끼니를 날짜와 시간이 표시되는 사진으로 찍어 저장하라고 코칭한다. 음식 사진을 보면서 6대

영양소가 골고루 들어있는지, 식사시간이 규칙적인지 파악한다. 단백질 양에 비해 섬유질 양이 너무 적다고 판단되면 채소 섭취를 늘리고, 지난 주말에 탄수화물을 너무 많이 섭취한 것 같으면 이번 주에는 조금씩 더 줄인다. 이 과정이 회원들에게 확실한 동기부여를 선사한다. 식단조절을 좀 더 적극적으로 하면 식욕조절이 훨씬 더 수월해지고 체중감량은 자연스럽게 따라온다.

한상 가득 차려 놓고 먹는 습관을 가진 한 50대 여성 회원이 있었다. 이 회원은 오랫동안 과체중으로 지내왔다. 푸드코칭을 통해 식단을 관리하니 한상 가득 차려 놓고 먹는 습관은 멈췄으나, 그 습관이 큰 접시 하나에 음식을 최대한 가득 담아 먹는 증상으로 나타났다.

푸드코칭을 받으면 먹는 양이 자연스럽게 줄어든다. 이 회원 또한 음식을 큰 접시에 가득 담아 절반도 먹지 못하고 버렸다며, 음식을 버려 마음이 좋지 않았는지 고민을 토로했다. 내가 처방한 솔루션은 간단했다. 접시를 좀 더 작은 것으로 교체하라고 코칭했다. 작은 접시 한가득 음식을 담으니 한상 잘 차린 느낌은 유지한 채 먹는 양도 줄었고 버리는 음식의 양도 훨씬 더 줄어들었다. 이 회원은 식기를 작은 접시로 바꾸면서 자신에게 적절한 식사량을 찾았고 그 후 다이어트를 어렵지 않게 느끼게 되었다.

식사량을 조절할 때는 식기의 선택이 매우 중요하다. 밑바닥이 불룩 올라와 착시 효과를 주는 식기를 선택하는 것도 도움이 된다. 인터넷에 다이어트 공기, 다이어트 식기 등으로 검색하면 쉽게 구할 수 있다. 평소 먹는 그릇에서 음식을 덜어내면 이미 시각적으로 줄어든 양이 느껴져 포만감을 느끼기 어렵다. 하지만 착시 효과를 내는 식기를 이용하면 시각적으로 양에 차이가 없기 때문에 평소와 비슷한 포만감을 느낄 수 있다.

실제로 한 대학의 연구팀에서 재미있는 실험 결과를 발표했다. 일반 밥그릇에 400g의 김치볶음밥, 착시 그릇에 300g의 김치볶음밥을 담고 두 그룹으로 나눠 식사하게 했다. 그 결과, 적게 먹은 그룹도 많이 먹은 그룹과 비슷한 포만감을 나타냈다. 연구팀은 시각적 신호 때문에 실제 섭취량과 관계없이 비슷한 정도의 포만감을 나타낸 것으로 분석했다. 한마디로 착시를 유도하는 그릇이 효과적이라는 것을 실험을 통해 밝혀낸 것이다.

다만, 주의할 것은 한 번에 너무 많은 양을 줄이거나 단백질 또는 채소의 섭취량을 줄이면 오히려 빨리 허기질 수 있다는 점이다. 식사량을 줄일 때는 점진적으로 양을 측정해서 줄이고, 탄수화물의 양을 줄이도록 노력하고 단백질은 적정량을, 섬유질은 충분한 양을 섭취하도록 해야 한다. 단순히 먹는 양만 줄이면 근육량이 감소해 기초대사량이 줄어들 염려가 있다.

음식을 과하게 줄였을 때 가장 무서운 것은 일명 입터짐 증상이다. 입터짐 증상이 나타나면 제어할 수 없을 정도로 음식을 먹는 것에 그치지 않고 폭식으로 몸을 망치게 된다. 폭식하면 장내 환경이 무너지고 몸에 독소가 쌓이므로, 다시 몸을 클린하게 만들고 살이 잘 빠지는 몸으로 세팅하려면 많은 노력과 시간이 든다. 며칠 혹은 몇 달 바디리셋을 진행해온 노력이 한 번에 물거품이 되기도 한다. 그래서 극단적으로 음식을 줄이지 말아야 한다. 몸이 필요로 하는 음식의 적정한 양을 찾아내고, 규칙적으로 먹으며, 항상 기분 좋은 마음 상태를 유지하는 것이 바디리셋의 중요한 원칙이다.

먹는 순서도 바꿔야 한다

식사량을 점진적으로 줄이는 것과 함께 먹는 순서도 바꿔야 한다. 포만감을 주고 혈당을 급격하게 높이지 않는 음식부터 섭취하면 다이어트에 도움이 된다. 음식을 섭취할 때 채소 위주의 식이섬유와 단백질을 먼저 섭취하고, 마지막으로 탄수화물을 섭취하면 포만감이 느껴져서 탄수화물 섭취량을 자연스럽게 줄일 수 있다.

그렇다면 식사 순서를 바꾸면 어떤 원리로 포만감을 느껴 살이 덜 찔까? 살찌지 않으려면 우선 혈당이 급변해서는 안 된다. 혈당의 급변은 인슐린 분비를 도와, 배고프지 않아도 음식을 먹고 싶도록 만들고 체내 지방 저장량을 늘린다. 식이섬유와 단백질을 먼저 섭취하면 소화에 오랜 시간이 걸려 포만감이 느껴질 뿐만 아니라, 나중에 탄수화물을 섭취했을 때도 혈당 변동이 심해지지 않는다.

식이섬유는 주로 채소의 줄기 부분에 있는 질긴 조직을 말하며 대부분 오래 씹어야 한다. 씹는 횟수가 많아질수록 포만감을 느끼는 중추가 자극되는 것도 식사량 조절에 도움이 된다. 단백질은 탄수화물보다 지방으로 잘 변하지 않고 포만감을 더 빨리, 더 오래 느끼게 하는 장점이 있다. 식물성 단백질(콩류)이 동물성 단백질(육류)보다 혈당을 천천히 올리기 때문에 두 종류의 단백질을 섭취한다면 식물성 단백질을 먼저 먹는 게 좋다.

탄수화물을 마지막에 먹는 이유는 에너지로 사용되고 남은 탄수화물이 지방으로 변환되기 때문이다. 식이섬유와 단백질로 배를 채운 뒤에 탄수화물을 먹으면 포만감을 느껴 섭취량을 최대한 줄일 수 있다는 얘기다. 그만큼 체지방으로 저장되는 것을 막을 수 있다. 특히 밀가루나 설탕 등 정제된 탄수화물은 혈당을 급격히 올리기 때문에 반드시 피해야 한다. 되도록 가공하지 않은 곡물을 통해 탄수화물을 섭취하는데, 하루 섭취량에 주의해야 한다.

바디리셋 과정에서도 식이섬유와 적정량의 단백질을 함께 먹으라고 권한다. 쌈을 한 접시 먹고 고기를 먹는 것이 아니라 고기와 쌈을 같이 싸서 먹으면 근손실도 막고 살도 찌지 않는다. 그래서 나는 푸드코칭을 할 때 점심식사를 삼겹살집에 가서 하라고 권장한다. 푸드코칭을 받는 초보 회원들은 점심에 삼겹살을 먹으라고 하면 기겁한다. 하지만 삼겹살 1인분을 잘 구워서 상추, 깻잎 등 싱싱한 쌈에 싸서 먹으면 기분도 좋을 뿐 아니라 근섬유 크기를 키우는 데도 도움이 되어 운동 능력도 향상된다. 단, 이때 밥은

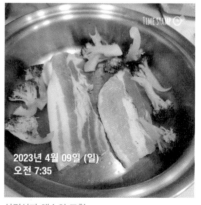

삼겹살과 채소의 조합

한두 숟가락만 먹거나 먹지 않는 것도 좋다.

탄수화물 중독에서 벗어나라

방금 식사를 마쳤지만 무의식적으로 군것질거리를 찾고, 단 음식을 상상만 해도 먹고 싶고, 자주 허기진다면 탄수화물 중독을 의심해야 한다. 최근 한 통계에 따르면 우리나라 성인 남녀 10명 중 3명이 탄수화물 중독이라고 한다. 그중 약 40%는 밀가루 음식이나 단 음식을 끊는 과정에서 스트레스, 짜증, 우울감 등의 금단 현상까지 경험했다고 한다.

탄수화물 중독은 단순히 탄수화물 식품을 많이 먹는다고 해서 발생하는 것은 아니다. 흔히 '백색 음식'으로 불리는 설탕, 흰쌀, 밀가루 등과 같이 정제된 탄수화물을 재료로 한 음식 섭취가 늘었을 때 나타난다. 특히 설탕을 먹으면 단시간에 뇌에 에너지원을 공급해 주기 때문에 일시적으로 기분이 좋아진다. 세로토닌이라는 호르몬이 분비되어 안정감을 찾기 때문이다.

하지만 설탕이 무서운 이유는 먹으면 먹을수록 더욱더 진한 단맛을 찾게 한다는 것이다. 단맛에 대한 역치가 높아져 점점 더 달달한 음식을 찾게 되고 그러다 보면 중독될 수밖에 없다. 문제는 단순히 혀끝의 단맛을 즐기는 수준에서 끝나지 않는다. 우리 몸의 기능이 정상을 벗어나는 상태가 되기 때문에 심각하게 받아들여야 한다.

달달한 음식에서 섭취한 당분은 우리 몸에서 혈당으로 전환되는 속도가 매우 빠르다. 혈당이 갑작스럽게 상승하면 우리 몸은 혈당을 낮추기 위해 인슐린을 과도하게 분비한다. 이때 혈당이 급격하게 낮아지면서 또다시 혈당을 높일 음식을 원하게 된다. 이런 악순환이 계속되면 결국 인슐린이 무분별하게 분비되어 비만, 당뇨병, 이상지질혈증, 암 등 다양한 질병으로 이어질 위험이 있다.

탄수화물 중독에 빠지면 먹어도 배가 고픈 상태가 계속될 뿐 아니라, 장 점막을 해치고 장 기능이 제대로 이루어지지 않아 유해균이 폭발적으로 증식하기도 한다. 가스가 차고 장내 독소가 쌓이면 장 기능이 망가지고 도미노처럼 면역기능까지 무너진다. 당 섭취를 낮춰야 한다는 인식이 강해지면서 무설탕제품이 건강식으로 부각되고 있지만 사실은 전혀 그렇지 않다. 설탕만 들어가지 않았을 뿐 액상과당이나 설탕을 대체하는 각종 첨가물이 들어있기 때문이다.

단 음식이나 탄수화물 식품을 즐겨 찾아 그로 인해 살찌고 매번 다이어트를 반복하는 사람이라면 누구나 탄수화물 중독에서 벗어나고 싶을 것이다. 하지만 안타깝게도 탄수화물 중독에서 완전히 벗어나는 방법은 없다. 다만, 탄수화물을 먹는 빈도수를 낮출 수는 있다.

나는 한때 유명한 떡순이었다. 시장에 가면 떡집 앞을 그냥 지나치지 못했다. 워낙 떡을 좋아하니 지인들로부터 떡 선물도 많이 받았다. XX회장 사모님 댁에 들어가는 떡에서부터 다양한 명인 떡까지, 전국의 내로라하는 떡집의 떡은 전부 먹어봤다고 해도 과언이 아니다.

내가 이렇게 떡에 미칠 듯이 빠졌던 이유는 유전적으로 당뇨가 있었기 때문이다. 남들보다 탄수화물, 즉 당을 본능적으로 더 찾는 체질로 태어난 것이다. 하지만 아무리 탄수화물을 놓지 못하는 체질로 태어났다고 해도 계속 이렇게는 살 수는 없는 노릇이었다.

떡과의 이별을 선언한 뒤 단호하게 마음먹고 냉장고를 정리했다. 비닐로 싼 떡을 모두 꺼내니 20L 종량제 봉투로 다섯 봉투가 나왔다. 실로 어마어마한 떡 양을 보니 기가 막혔다. 그길로 모두 들고 나와 주변에 나누어 주었다.

그날 이후로 철저하게 나 자신을 위해 식단을 조절했고 근력 운동에 매진했다. 2년간 바디리셋 과정을 거치니 달라진 게 있었다. 여전히 떡을 좋아하기는 하지만 먹지 말아야 할 때는 먹지 않는 떡 제어 능력이 생겼다는 것이다. 40년간 입에 달고 살았던 떡을 각고의 노력 끝에 내의지로 제어할 수 있는 능력이 생겼다는 것은 스스로 대견하고 기쁜 일이었다.

남자는 여자보다 달달한 케이크, 떡, 과자를 덜 먹는다. 그 이유는 여자보다 근육량이 많기 때문이다. 근육량이 많으면 가공된 디저트류보다 육류 위주의 단백질 음식에 대한 집중도가 높아진다. 탄수화물을 제어할 수 있는 해답이 바로 여기에 있다.

몸에 근육량을 늘리면 탄수화물에 좌지우지되는 삶에서 벗어날 수 있다. 그리고 클린한 식단으로 몸을 바꾸면 탄수화물에 지배받지 않게 된다. 점진적인 근력운동으로 근육량을 늘리고 단백질 위주의 클린한 식단으로 몸을 바꾸면, 탄수화물을 과하게 먹어도 잉여 지방이 쌓이지 않는 몸으로 다시 태어날 수 있다.

탄수화물 중독 자가 진단 테스트

다음 테스트를 통해 본인이 탄수화물 중독이라는 것이 확인되면 당장 식습관을 바꿔야 한다. 아래 제시된 사항 중 체크한 것이 7개 이상이면 '중독', 4~6개면 '중독 위험'에 해당한다.

- ☐ 아침에 밥보다 빵, 시리얼, 그래놀라 등으로 주로 먹는다.
- ☐ 떡, 국수로 식사를 대신할 때가 많다.
- ☐ 점심식사를 정량 먹어도 오후 3~4시쯤이면 허기가 진다.
- ☐ 밥을 먹는 게 귀찮게 느껴질 때가 있다.
- ☐ 주변에 초콜릿, 사탕, 과자, 빵 등 간식이 항상 있다.
- ☐ 방금 밥을 먹었는데도 계속 허기가 느껴진다.
- ☐ 야식을 먹지 않으면 잠이 오지 않는다.
- ☐ 다이어트 식단을 3일 이상 해본 적이 없다.
- ☐ 단 음식을 생각만 해도 먹고 싶어진다.
- ☐ 배가 부르고 속이 더부룩해도 자꾸만 먹게 된다.
- ☐ 청량음료를 주 3회 이상 먹는다.
- ☐ 하루에 과일주스를 한 잔 이상 마신다.
- ☐ 1주일에 맥주는 세 잔, 위스키나 소주는 500ml 이상 마신다.
- ☐ 운동을 규칙적이고 체계적으로 하지 않는다.
- ☐ 소파에 앉아 TV, 핸드폰을 보며 생활한 지가 여러 해 되었다.
- ☐ 머리가 멍하고 집중력이 자주 떨어진다.
- ☐ 사소한 자극에도 감정이 요동친다.
- ☐ 마음이 우울하고 몸이 항상 무겁고 피곤하다.

많이 먹어도 영양이 결핍될 수 있다

한남동에서 여유로운 생활을 하는 50대 여성 회원이 있었다. 꾸준히 운동하고 한식 위주로 과하지 않게 규칙적으로 식사함에도 불구하고 여기저기 아프고, 무엇보다 불룩한 똥배가 고민되어 우리 센터를 찾았다고 했다. 체형은 날씬과 통통 사이였다. 처음 봤을 때 얼굴이 상당히 어둡고 푸석푸석하게 보였다.

"회원님은 평소 어떻게 드시고 계세요?"

"제가 요리하는 걸 좋아해서요. 건강한 한식 위주로 잘 챙겨 먹고 있어요."

"그럼 오늘부터 3일간 식사 사진을 그대로 찍어서 저한테 보내주시겠어요?"

회원에게서 받은 3일간의 음식은 주부의 정성이 가득 들어간, 그야말로 전형적인 한국의 가정식 사진이었다. 간장에 조물조물 무친 나물, 달달한 설탕과 고춧가루에 버무린 게장, 무를 넣고 바글바글 끓인 생선조림 등 보기만 해도 간간한 음식이었다. 전체적으로 탄수화물 위주였고 단백질 양이 턱없이 부족했다. 기껏해야 생선조림에 포함된 약간의 생선살이나 육개장에 들어간 고기 정도가 다였다.

"3일간 식단을 모니터링해 봤는데, 문제가 많습니다."

"어머, 왜요? 건강 프로그램에 나온 전문가들이 권하는 건강 레시피로 만든 음식인데 문제가 있나요?"

"회원님이 드시는 식단의 메뉴는 80%가 탄수화물과 당으로 이루어져 있습니다. 상대적으로 단백질은 턱없이 부족합니다. 영양 불균형 식단이죠. 이런 식사를 계속하시면 살은 절대로 빠지지 않습니다."

가족들의 건강을 생각해 좋은 식재료로 꼼꼼하게 건강 레시피를 따라 만드는 식사가 오히려 영양이 불균형하고 살찌게 만드는 식사라고 하니 회원은 도무지 인정할 수 없다는 눈치였다.

이 회원에게는 한 접시에 음식을 담아 먹는 원플레이팅 식단을 처방했다. 과하게 먹지 않으면서도 영양이 균형을 이루는 식사를 하도록 한 것이다. 이 회원은 똥배가 나오고 변비가 유독 심했다. 그래서 아침은 간단하게 사과와 달걀프라이 두 개를 먹도록 했고, 점심은 고기와 쌈을 한 접시에 담아서 먹도록 했다. 무엇보다 섬유질이 많은 채소를 양에 상관없이 최대한 많이 먹도록 권했다. 만약 배가 고프면 견과류를 먹도록 했다.

그 결과 바디리셋 6개월 만에 62kg에서 54kg으로 감량했고 체지방률을 15% 이내로 낮출 수 있었다. 이제는 고기와 채소 위주로 간편하게 식사한다. 불룩했던 똥배가 쏙 들어간 그녀는 50대임에도 불구하고 바디프로필을 두 번이나 찍으며 몸짱으로 거듭났다.

센터를 찾는 회원들이 다이어트에 번번이 실패하는 이유를 물어오면 나는 늘 영양 균형의 중요성에 대해 설명해준다. 이 과정에서 영양 결핍에 대해 설명하면 하나같이 의아한 표정을 짓는다. 체중을 줄이려 어떻게든 적게 먹으려고 노력하는데, 오히려 안 먹는 게 문제라고 말하니 그럴 만도 하다.

과거에는 비만의 원인이 지나친 칼로리 섭취, 즉 영양 과잉에서 비롯된다고 했다. 하지만 최근 들어 그 시각이 변하는 추세다. 모든 비만은 불균형한 영양 섭취에서 비롯된다.

현재 우리는 먹을 것이 풍족해 아주 잘 먹고 많이 먹는 시대에 살고 있다. 하지만 칼로리는 과다하게 섭취하는 반면에 정작 필요한 영양소는 결핍되는 것이 가장 큰 문제다. 현대인들은 원재료를 여러 번 가공해 만들어낸 인스턴트나 가공 탄수화물에 치우친 외식으로 끼니를 때우는 경우가 대부분이다. 보관이나 저장이 간편한 건조식품이나 냉동식품도 매일 쉽게 접한다.

이러한 가공식품은 만드는 과정에서 여러 가지 화학성분이나 식품첨가물, 중금속, 환경호르몬 등이 무분별하게 더해지고 정작 필요한 영양소는 대부분 소실된다. 영양은 턱없이 부족하면서 몸에 해롭기까지 한 식품을 섭취하고 있는 것이다.

즉, 같은 양을 먹어도 클린한 음식을 먹던 과거에 비해 섭취할 수 있는 영양소의 질과 양이 현저히 떨어진다고 할 수 있다. 그뿐만 아니라 오히려 식품을 먹었을 때 우리 몸속에 있던 중요한 영양소가 몸 밖으로 배출되는 불상사가 발생하기도 한다. 결국 영양학적으로 가치가 떨어지는 고칼로리 가공식품의 의존도가 높기 때문에 영양 결핍이 올 수밖에 없다.

꼭 많이 먹어야 영양을 충분히 보충하는 건강 식단이 되는 것은 아니다. 소식하더라도 영양의 균형을 잘 맞춰 먹으면, 하루에 필요한 6대 영양소를 충분히 공급하는 건강한 식단이 될 수 있다. 중요한 것은 떡 벌어지게 차린 한상이 아니라 영양의 균형을 고려해 차린 식단이다.

탄수화물은 죄가 없다

탄수화물이 살찌게 만드는 원인이라고 알려지다 보니 무조건 기피하는 사람들이 늘고 있다. 지난 몇천 년간 한국인의 밥상을 책임졌던 쌀밥은 '살찌는 원흉'으로 취급되며 홀대받는 실정이다. 밥을 많이 먹으면 배가 나온다는 누명까지 뒤집어쓰고 있다. 정말 탄수화물이 우리를 살찌게 만드는 주범일까? 절대 아니다. 탄수화물은 아무런 죄가 없다. 탄수화물을 많이 먹는 당신에게 죄가 있을 뿐이다.

고구마 한두 개를 먹는다고 해서 살이 팍팍 찌지는 않는다. 고구마에 김치를 턱 얹어 한자리에서 몇 개씩 까 먹으면서 목이 막힌다고 콜라를 들이키는 식습관이 살찌게 만든다. 라면을 끓여서 다 먹고 밥까지한 공기 말아 먹는 탄수화물 과잉 섭취가 문제인 것이다. 그러고 나서 아무런 활동 없이 바로 드러누워 넷플릭스를 보다가 깊은 잠에 빠져드는 생활 습관이 뱃살을 만든다.

탄수화물은 크게 자연 탄수화물과 가공 탄수화물로 나눌 수 있다. 자연 탄수화물은 땅에서 자란 식물이다. 주로 곡류, 뿌리채소뿐만 아니라 녹황색 채소, 과일에도 들어있다. 고구마, 감자, 쌀, 옥수수 등이 대표적인 자연 탄수화물 식품이다. 가공 탄수화물은 자연 탄수화물을 몇 단계에 걸쳐 가공하고, 장기 보관이 가능하도록 화학적 성분을 첨가하기도 한다. 가공 탄수화물 식품에는 과자, 빵, 라면, 설탕, 탄산음료가 포함되고 맥주나 소주와 같은 술 등에는 탄수화물이 첨가당의 형태로 포함되어 있다.

자연 탄수화물			가공 탄수화물		
쌀밥 1공기	고구마(大) 1개	감자(大) 1개	라면 1인분	식빵 3조각	콜라 1캔
65.5g	74.2g	27.8g	73.7g	46.8	30g
사과 1개	바나나 1개	귤 1개	크래커 1봉지	초콜릿 1봉지	사탕 1개
24.2g	21.2g	9.9g	70.3g	23.3g	2.8g
우유 1컵	옥수수(大) 1개	배추김치 1접시	햄버거 1인분	피자 1조각	짜장면 1인분
9.4 g	74.9g	1.76g	27.3g	35g	135.7g

  탄수화물, 특히 설탕이나 밀가루처럼 정제된 탄수화물을 과다 섭취하면 당연히 뚱뚱해진다. 우리가 탄수화물을 섭취하면 포도당으로 분해되어 혈액으로 보내지는데 그 과정에서 혈당이 높아진다. 올라간 혈당을 낮추기 위해 췌장에서는 인슐린을 분비한다. 포도당은 인슐린에 의해 각 세포로 보내져 에너지로 사용되고, 남은 것은 간과 근육에 글리코겐 형태로 저장된다. 이렇게 쓰고도 남은 포도당이 지방으로 전환되어 주로 복부에 저장되고 복부비만을 유발하는 원인이 된다.

  탄수화물은 인간의 생명 활동에 꼭 필요한 영양소지만 과잉 섭취하면 살찌는 다중성을 가졌다. 따라서 탄수화물을 많이 먹으면 살찐다는 것은 전혀 근거 없는 얘기는 아니다. 나 또한 10대와 20대 전반에 걸쳐 심각한 탄수화물 중독과 당 탐닉증을 겪었다. 심각성을 깨달은 30대에는 정말 탄수화물과 당과의 전쟁이었다. 작심삼일이라고, 모든 과자와 아이스크림을 딱 끊겠노라고 선언하고는 3일을 채 넘기지 못한 적이 태반이었고 오히려 입이 터진 날은 정신줄을 놓고 먹기 바빴다.

탄수화물과 당 종류를 끊은 지 3일째 되는 어느 날이었다. 집 앞 편의점 유리 너머로 보이는 과자들을 한없이 아이쇼핑하며 마음속으로 '난 절대 먹지 않을 거야!'라고 외치며 집으로 돌아갔지만, 이내 편의점에 달려가 10종류의 과자와 초콜릿을 사서 큰 봉지에 모두 쏟아붓고 1/3을 미친 듯이 먹은 다음에야 정신이 번쩍 들었다. 그깟 과자 앞에서 한없이 나약한 나 자신을 끝없이 비난하기도 했고, 이거 하나 못 끊으면서 앞으로 무슨 일을 할 수 있겠느냐며 의지박약인 나 자신을 학대하기도 했다.

하지만 철저한 식단 관리와 운동을 통한 바디리셋으로 3년 만에 탄수화물과 당과의 전쟁에 마침표를 찍을 수 있었다. 이제는 초콜릿을 먹으면 예전과 같이 맛있지 않을 뿐만 아니라 오히려 심한 거부 반응으로 인해 먹자마자 뱉고, 과자는 1년에 몇 번 먹지 않는다. 제일 좋아했던 투게더 아이스크림마저도 이제는 안녕을 고했다. 개인적으로 아직까지 감자칩을 좋아해서 가끔 바디챌린지가 끝나면 나에 대한 보상으로 사먹는 정도다.

당에 지배당한 몸 개선하기

탄수화물과 당을 끊어 내기가 왜 이토록 힘들까? 탄수화물을 끊어내려면 우선 탄수화물 중독과 당 탐닉증의 개념부터 파악해야 한다. 이것은 지극히 개인적인 통계와 경험에서 나온 것이지만 실제로 수많은 회원들을 관리하며 정립한 개념이다. 빵, 면, 국수, 피사 등을 많이 먹는 사람은 탄수화물 중독에 가깝고 고도비만이 될 확률이 매우 높다. 반면라떼, 마카롱, 초콜릿, 사탕 등 극도로 단맛에 빠진 사람들은 당 탐닉증에 가깝다. 당 탐닉증에 빠진 사람들은 밥은 안 먹어도 단것 없이는 못 산다고 한다.

나도 모르게 자꾸만 단 음식을 찾는 이유는 과연 무엇일까? 그건 바로 당을 섭취할 때 만들어지는 신경전달물질인 '도파민' 때문이다. 도파민은 혈압조절, 정교한 운동조절 등에 관여하며 다양한 역할을 하는데, 쾌감·즐거움·기쁨·환희 등과 관련한 신호를 뇌에 전달해 인간에게 행복감을 느끼게 한다. 그래서 '쾌락 호르몬'으로도 불린다. 이 밖에도 큰 프로젝트를 완수했을 때나 우수한 성적을 거뒀을 때 기분이 좋아지는 이유도 바로 뇌의 보상시스템으로 인해 도파민이 전달되기 때문이다.

당을 섭취하면 우리 체내에서는 도파민이 분비되는데 우리 뇌는 이것을 기분 좋고 행복한 일로 생각한다. 그래서 스트레스받을 때마다 '당을 섭취하니 기분이 좋아지던데?'라는 기억을 떠올리며 당 섭취 욕구가 증가하게 된다. 하지만 도파민이 분비되면 자제력이 줄어들기 때

인생이 바뀌는 바디리셋

문에 더 달고 자극적인 단맛을 원하게 된다. 딱 한 입만 먹으려고 했던 과자를 어느새 한 봉지째 탈탈 털어 먹게 되는 이유다.

과도한 당 섭취는 도파민을 과다 분비시킬 뿐만 아니라 혈당을 급격하게 높여 우리 몸을 만성 스트레스 상태로 만든다. 문제는 스트레스를 극복하기 위해 또다시 당을 찾게 된다는 것이다. 이렇게 반복적으로 당을 섭취하게 되면 우리 뇌의 도파민 수용체는 점점 더 둔감해진다. 이렇게 혈당이 안정적이지 못하고 반복적으로 오르락내리락하면 인슐린이 제대로 분비되어도 혈당을 잡지 못하는 인슐린 저항성이 생긴다. 마찬가지로 단맛을 지속적으로 섭취하면 행복감을 느끼는 도파민에도 저항성이 생긴다. 단맛의 역치를 한껏 높여야 기분이 좋아지는 상태가 되는 것이다. 따라서 단 음식을 먹으면 먹을수록 더욱더 단맛을 찾게 되고 결국 당 탐닉증에 빠지게 된다.

그렇다면 당에 지배당한 몸을 개선하려면 어떻게 해야 할까? 물, 유산균, 식이섬유, 단백질을 많이 섭취해서 황폐해진 장내 미생물 환경을 건강하게 만들어야 한다. 우리 몸은 세포로 구성되는데 당에 지배당하면 세포가 오염된다. 물은 오염된 세포를 깨끗하게 하는 역할을 하기 때문에 하루 1.5~2L 정도 섭취하는 게 좋다. 또 유산균을 꾸준히 섭취해 장내 유해균 수치를 떨어뜨려야 한다. 이와 함께 대장 활동을 원활하게 해 배변활동에 도움을 주는 식이섬유를 섭취해야 한다.

장내 유해균 수치가 올라가면 유해균의 먹이인 당 섭취 욕구가 강해진다. 따라서 유해균의 수치를 낮추고 유익균의 수치를 늘리는 유산균을 섭취해 장내 미생물 환경을 바꿔야 한다. 또한, 장에 쌓인 나쁜 노폐물과 독소는 당 탐닉증을 가속화하기 때문에 식이섬유를 섭취해 빠르게 배출해야 한다. 마지막으로 하루에 필요한 양의 단백질을 섭취하면 당에 대한 욕구가 떨어진다.

여기서 운동의 역할도 크다. 운동 중에서도 고강도 무산소 운동, 즉 웨이트 운동을 추천한다. 내가 심각한 당 탐닉증에서 벗어날 수 있었던 이유 중 하나도 운동이었다. 실제로 탄수화물을 끊기 위해 많은 방법을 연구해본 결과 고강도 운동을 하고 나면 몸이 고단백식을 원한다는 것을 알게 되었다.

그 원리는 이렇다. 고강도 웨이트 운동을 할 때는 근육을 엄청나게 사용한다. 몸은 이완과 수축을 많이 한 근육을 회복하기 위해 단백질을 원한다. 그래서 고강도 운동 후에는 탄수화물이나 단 음식보다 단백질이 훨씬 더 먹고 싶어진다. 고강도 웨이트 운동을 한 뒤 든든하게 고기를 먹고 싶지, 마카롱을 먹고 싶다는 사람이 극히 드문 것도 이 때문이 아닐까 생각한다.

도파민의 노예에서 벗어나는 길은 단백질 섭취와 운동뿐이라는 걸 명심하길 바란다.

우리 몸은 리셋을 원한다

건강한 몸은 천천히 오래 타는
장작처럼 에너지를 낸다

사업을 시작하면서 많은 스트레스를 받아 일주일에 서너 번씩 술과 자극적인 음식을 먹었어요. 밖에서는 늘 라면, 떡볶이, 피자 등 인스턴트나 탄수화물 위주로 식사를 했어요. 그러면서 급격하게 체중이 불어나 20kg을 훌쩍 넘기더니 몸이 무겁고 힘든 상태가 지속됐죠. 맞는 옷도 없고 몸이 항상 무겁다 보니 신경은 늘 날카롭고, 업무는 쌓여 있지만 야근할 엄두가 나지 않을 정도로 체력이 바닥을 쳤어요. 바디리셋을 하면서 장기적으로 식습관을 교정하고 수시로 운동까지 했더니 다섯 달에 걸쳐 체지방 12kg을 감량할 수 있었고 지금은 꾸준히 유지하고 있어요. 체중이 줄면서 나타난 가장 큰 변화는

마인드 자체가 긍정적으로 변했다는 거예요. 피곤과 짜증이 없어졌고 마인드가 바뀌니

모든 일이 차차 잘 풀리면서 좋은 일이 많이 생겼어요. (이송이 님)

센터를 찾아온 회원들에게 현재 본인이 느끼는 몸 상태를 물어보면 약속이라도 한 것처럼 비슷한 대답을 내놓는다. 잠을 자도 피곤하다거나, 물을 잔뜩 머금은 솜이불처럼 몸이 무겁고 힘겹다거나, 어느 순간 기운이 모두 빠져나가는 느낌이 든다거나, 업무에 집중하기 어렵다거나, 작은 일에도 크게 화를 내거나 짜증이 난다거나…. 저마다 다르게 표현하지만 공통적으로 모두 에너지가 고갈된 상태라고 볼 수 있다.

이런 사람들의 식습관을 체크해보면 탄수화물과 당은 과잉 섭취하고, 상대적으로 단백질 섭취는 부족한 경우가 많다. 탄수화물과 당을 과잉 섭취하면 에너지를 짚불이나 번개탄처럼 쓰기 쉽다. 짚불은 불이 쉽게 잘 붙지만 순간적으로 화력을 내뿜고 이내 사그라진다. 번개탄도 마찬가지다.

밀가루 음식, 초콜릿, 케이크 등과 같은 음식을 섭취하면 순간적으로 에너지가 생기며 집중이 잘되고 힘이 나는 것 같다. 하지만 그 상태가 오래가지 못한다. 이럴 때 흔히 "당 떨어졌다."라고 말하며 달달한 간식을 찾곤 한다. 하지만 정확히 말하자면 이 상태는 당이 떨어진 게 아니라 단백질이 부족한 상태다. 그런데도 단백질을 보충하는 대신 지속적으로 당을 섭취하는 게 문제다.

특히 사무실에서 몸보다 머리 쓰는 일을 많이 하는 사람들은 에너지는 에너지대로 고갈되고 살은 살대로 찌는 악순환이 계속된다. 책상 주

변에는 언제라도 당을 보충할 수 있는 달달한 간식이 널려 있고, 에너지가 금방 고갈되어 또다시 당을 섭취하니 쉽게 살찐다. 이렇게 되면 수시로 에너지가 다운되기 때문에 감정 조율도 힘들어진다. 감정 기복이 심해지니 업무도 힘들어지고 대인관계에도 문제가 발생할 수밖에 없다.

자고로 에너지는 장작같이 태워야 한다. 장작은 서서히 불붙고, 화력이 강해진 후에도 오래오래 타다가 불씨가 꺼져도 잔열이 남아 있다. 우리 몸의 에너지를 오래오래 끄집어내서 쓸 수 있고, 다 썼다고 생각했는데 또 남아 있다면 얼마나 좋을까? 그런 에너지를 가진 사람들은 쉽게 지치거나 피로하지 않고 일도 즐겁게 할 수 있다. 그리고 배고픈 시점에 음식을 봐도 침착하게 대응할 수 있다. 음식 앞에서 늘 허겁지겁 먹기 바빴던 사람도 장작 바디로 바뀌면 몸 안에 에너지가 비축되어 여유가 생긴다.

나는 20년 가까이 장작 바디가 아닌 번개탄 바디로 살았다. 성격은 불같이 급하고 침착하지 못했으며 인내심도 부족했다. 그러던 것이 당질 제한을 하고 고단백식이 자리 잡으며 저탄고지를 지나 간헐적 단식까지 아우르는 식단을 3년 넘게 지속하다 보니, 나도 모르게 어느새 음식 앞에서 유유자적하게 되었다. 6대 영양소로 하루를 꽉 채우고 규칙적인 운동을 주 3~5회 하니, 내 몸의 형편없던 근질도 투뿔 등심같이 바뀌어서 이제는 장작처럼 에너지가 쉽게 고갈되지 않고 필요에 따라 조절할 수 있게 되었다. 번아웃이 잘 안되어 슬럼프 기간이 줄어들었고 급기야 슬럼프라는 감정은 내게 아련한 것이 되었다.

매일 아침 자고 일어날 때마다 내 몸은 다시 리셋되어 새롭게 태어나는 것 같다. 아침 댓바람부터 높은 텐션으로 일상을 시작하고, 이 텐션이 아침부터 자기 전까지 쭉 유지되니 주변 사람들이 내게 어떤 특별한 비법이라도 있느냐며 물어보곤 한다. 답은 간단하다. 주 3회 이상 운동하고 일찍 자고 클린푸드를 먹으면 된다. 이처럼 간단한 걸 사람들은 왜 실천하지 못할까? 때론 안타까운 생각도 든다.

나쁜 습관을 좋은 습관으로 만들려면 일정 기간 훈련이 필요하다. 단군 신화에 나오는 곰과 호랑이가 사람이 되고 싶어 동굴 안에 들어가 100일 동안 쑥과 마늘을 먹으며 견딘 이야기를 나는 참 자주 한다. 바디 리셋을 하는 과정은 쑥과 마늘을 먹는 것과 비슷하다고 말이다. 그렇다고 단순히 좋은 몸을 만들기 위해 무작정 참고 인내해야 한다는 것은 아니다. 그 시간은 그동안 뼛속까지 자리 잡았던 나쁜 습관을 뜯어내기 위해 필요한 최소한의 시간이다. 그리고 그 시간이 지나면 새로운 좋은 습관이 자리 잡아 정신과 육체가 모두 달라진 자신을 마주하게 될 것이다.

오래 타는 장작처럼 에너지를 내는 몸으로 바뀌면 맛집 찾아 삼만리 같은 것도 안 해도 되고, 인스타에 올라온 맛집 사진과 먹방 영상에 연연하던 열정도 줄어든다. 인생이 마치 맛있는 음식을 먹기 위해 사는 것처럼 음식에 집착하지 않아도 되는 자유를 얻게 된다. 나 자신은 물론 타인을 피곤하게 만드는 일도 줄어든다. 가족들을 포함한 대인관계도 훨씬 더 편안하고 좋아진다. 컨디션이 좋은 날이 많으니, 그동안 나쁜 감정을 여과 없이 분출했던 부모님과 배우자, 자녀, 형제자매 간에도 말을 가려 하게 되어 언쟁이 확 줄어든다.

자, 당신은 단군신화에 나오는 호랑이가 될 것인가, 곰이 될 것인가?

몸이 바뀌면
삶의 태도가 바뀐다

스트레스가 심한 날은 술과 자극적인 음식으로 스트레스를 풀었고, 술 마신 다음 날은 몸이 피곤하니 예민하고 감정 기복이 심했어요. 항상 소화가 안 되었고 겨드랑이와 뒷목은 딱딱하게 굳어 있었어요. 심하게 일한 후에는 슬픈 감정이 올라왔고 어김없이 번아웃을 겪었죠. 왜 사는지 허무했고 가족과 주변 사람들에게 냉소적일 때가 많았어요. 그러다 바디리셋 프로그램을 시작했는데 처음에는 큰 변화를 느끼지 못했어요. 한 달쯤 되었을까? 겨드랑이에 딱딱하게 만져지던 덩어리들이 없어졌고 스트레스로 인한 번아웃에서 완벽하게 벗어날 수 있었어요. 이후에도 쭉 긍정적인 생각을 하게 되었고 복잡한 생각은 하지 않게 되었어요. 나의 행복을 위해서 운동하고 클린한 음식을 먹는 라이프스타일을 갖게 되면서 나를 좀 더 존중하게 된 것 같아요. 그리고 그 자존감을 바탕으로 소중한 나를 위해 클린한 음식을 먹고 최상의 몸 상태를 만들기 위해 운동하며 노력하는 선순환을 지속하고 있어요. (오영희 님)

우리 신체와 정신은 유기적으로 연결되어 있다. 만성 소화불량으로 소화기내과 진료를 받는 환자 중 40%가 특별한 질환이 없는 '신경성 환자'라고 한다. 그만큼 소화장애의 원인은 마음 상태와 밀접하다고 할 수 있다. 실제로 극심한 스트레스를 받아 긴장하거나 기분이 안 좋으면 소화도 안 되고 속이 답답하다. 또 설사를 하거나 전에 없던 변비가 생기기도 한다. 반대로 질환에 걸리거나 부상으로 몸이 아프면 신경도 예민해지고 마음도 우울해지기 쉽다.

비만으로 고민하는 사람들 대부분은 이런 마음의 고통도 함께 가지고 있는 경우가 많다. 자신감 결여로 늘 위축되어 있거나, 매사 의지가 없거나, 대인관계를 힘들어하거나, 감정의 기복으로 본인 스스로 힘들어하거나, 직접적으로 우울감을 표현하기도 한다. 이런 마음의 고통은 단순히 몸매가 날씬하고 아름답지 않아서 나타나는 것이 아니다. 앞에서 언급했듯이 신체와 정신의 연결에서 그 해답을 찾을 수 있다.

실제로 우리 인간의 뇌와 위장관은 '뇌장축'이라는 신경 전달 경로에 의해 연결되어 있다. 그래서 스트레스가 장에 영향을 미치기도 하고, 반대로 장에 염증이나 미생물 변화가 생기면 이것이 뇌에 영향을 미쳐 기분을 변화시키기도 한다. 비만한 사람들은 대부분 장에 문제가 있는 경우가 많다. 가공식품이나 지나친 당분 섭취로 인해 미생물의 균형이 무너지면서 장내 환경이 망가진 사람이 대부분이다. 때문에 비만한 사람들은 설사나 변비, 복부 팽만감, 복통 등을 자주 호소한다. 지나치게 살찌면 장 건강이 무너지고, 장 건강이 무너지면 감정도 무너진다.

그래서 바디리셋에서는 잘 비우고, 건강하게 채우고, 내 몸에 맞게 운동하라고 코칭한다. 그중에서 가장 중요한 것은 잘 비우는 것이다. 깨끗하게 비우고 좋은 것을 채워야 온전히 영양을 흡수할 수 있기 때문이다. 깨끗한 도화지에 그린 그림이 더 선명하고 아름다운 색을 내듯, 깨끗하게 비운 장에 건강한 영양을 채워야 한다.

그런 과정을 거치다 보면 누구나 달라질 수 있다. 장이 건강해지면서 온전히 좋은 영양을 채우게 되고, 에너지를 잘 쓰는 몸이 되면서 체지방은 줄고 몸의 라인이 달라진다. 그 어떤 다이어트로도 경험할 수 없었던 몸과 마음의 변화를 느끼며 자신감이 상승하고 정신력까지 좋아진다. 감정의 기복도 크게 줄고 활력이 생긴다. 무엇보다 그런 자신의 모습을 사랑하는 마음이 생겨나면서 내면과 외면 모두 전혀 새로운 모습으로 태어나게 된다. 잘 비우고, 건강하게 채우고, 내 몸에 맞게 운동하면 누구나 달라질 수 있다.

요요 현상 없이 평생 지속 가능한 몸

매번 굶으면서 제품에만 의존해 독하게 다이어트를 해왔어요. 효과가 있을 때는 10kg 감량도 가능했지만, 다이어트가 끝난 후에는 보상심리로 다시 마음껏 먹게 되었죠. 체계적인 식단 관리가 전혀 없는 다이어트를 했기 때문에 어김없이 요요 현상을 경험했고 그렇게 살이 쪘다 빠지기를 수년간 반복했어요. 바디리셋 프로그램을 통해 굶는 다이어트가 아니라 영양소를 골고루 건강하게 먹는 방법으로 몸무게 15kg, 체지방 11kg 이상 감량에 성공했어요. 물론 현재도 요요 현상 없이 건강한 몸을 유지하고 있답니다. 바디리셋을 통해 다이어트를 할 때는 굶을 게 아니라 건강하게 먹어야 한다는 것을 새롭게 알게 되었어요. (최지아 님)

40대 후반의 이 여성 회원은 20대부터 유행하는 다이어트 제품이 나

올 때마다 다이어트를 시도했고, 간혹 성공했어도 이전보다 몸무게가 더 많이 늘어나는 심각한 요요 현상으로 인해 고민을 달고 살았다고 한다. 그런데 이제는 아무리 날고 기는 다이어트 제품을 몇백만원어치 사서 해봐도 체중이 꿈쩍도 하지 않는다고 하소연했다.

제품에만 의존하고 건강한 식사를 하지 않아도 다이어트를 하면 어찌 됐든 체중은 줄일 수 있다. 20~30대에는 굶어도 살이 빠지지만 나이가 들면 굶어도 체중이 잘 줄지 않는다. 그리고 그 줄어든 체중이 근육량인지 수분량인지도 알 수 없다.

가장 큰 문제는 평생을 굶고 살 수는 없다는 것이다. 더구나 굶는 방식으로 근육량이 줄면 기초대사량까지 줄면서 지방을 저장해 살이 더 잘 찌는 체질로 바뀐다. 결국 굶는 다이어트를 하다 원래 식습관으로 돌아오면 이전보다 체중이 훨씬 더 늘어나는 요요 현상을 겪을 수밖에 없다.

식이조절 없이 운동만으로 살을 빼는 것도 마찬가지다. 먹고 싶은 대로 마음껏 먹으면서 운동만 하면 체중이 빠지거나 현재 체중을 유지할 수 있을 것 같지만 그냥 '근육 돼지'가 될 가능성이 높다. 한번 날씬한 몸이 되어 보는 것은 아무런 의미도 없다. 이전보다 더 살찌는 요요 현상을 겪지 않고 평생 지속 가능한 건강한 습관을 만드는 것, 이것이 바디리셋이 추구하는 최종목표다. 그렇다면 요요 현상 없이 날씬한 몸을 평생 유지하는 방법은 무엇일까?

방법은 생각보다 간단하다. 탄수화물을 50g으로 제한하고 단백질을 체중과 1:1 비율로 섭취하는 것이다. 여기에 올리브오일이나 아보카도

오일, 들기름, 코코넛오일 등 좋은 지방을 섭취하고 식이섬유와 물, 비타민을 충분히 공급해줘야 한다. 이러한 식이는 잉여 칼로리가 체지방으로 전환되는 것을 막고, 근육량의 감소를 억제하고, 양질의 에너지를 내도록 한다. 또 장내 환경을 물, 유산균, 식이섬유로 깨끗하게 만들어 유해균이 좋아하는 첨가물과 조미료가 가득한 자극적인 음식, 술이 당기지 않는 몸으로 바꿔야 한다.

바디리셋의 푸드코칭도 이 방법과 일맥상통한다. 무조건 굶거나 한 가지 음식만을 먹는 원푸드 다이어트의 경우 일시적으로 할 수는 있지만 평생 지속할 수는 없다. 바디리셋에서 제안하는 방법은 건강하게 먹는 식습관을 만들어주므로 누구나 평생 지속할 수 있다.

처음으로 되돌려
완전히 다시 시작하자

셀러리에 짠맛이 있고 오이와 파프리카에서 단맛이 난다는 걸 처음 알게 됐어요. 그동안 샐러드를 먹을 때는 딱 두 가지 맛만 느껴졌어요. 풀 맛과 드레싱 맛. 그 풀 맛이 싫어서 드레싱을 잔뜩 뿌려 거의 드레싱 맛으로 먹었거든요. 드레싱을 첨가하는 순간 건강한 샐러드가 가공식품으로 바뀐다는 사실도 모르고 40여년을 살았던 거죠. 바디리셋 프로그램을 진행하면서 식재료 본연의 맛을 느낄 수 있게 된 것이 가장 행복해요. 동물의 원초적인 행복감을 비로소 알게 된 것 같은 느낌! 전에 느끼지 못했던 그야말로 신세계를 경험하게 된 거죠. (박지아 님)

식재료가 가진 고유의 맛은 그야말로 다양하다. 바디리셋을 진행한 이 회원이 느꼈던 것처럼 자연의 식재료에서 달고, 시고, 짜고, 쓴 것은 물론 매운맛까지 모두 느낄 수 있다. 그런데 이런 고유의 맛이 식품산업이 발달하면서 가공식품의 첨가제 맛으로 대체되고 있다. 고춧가루가 아닌 캡사이신 분말이, 미네랄 소금이 아닌 맛소금이 천연의 매운맛과 짠맛으로 둔갑했다. 여기에 더해 입맛을 돋우는 감칠맛의 경우 특정 브랜드의 화학조미료 맛으로 인식되기도 한다. 화학성분 맛에 익숙해진 현대인들은 점점 더 자극적인 맛을 추구하고 식재료 고유의 맛은 잊어가고 있다.

가공식품의 자극적인 맛에 익숙해지다 보면 맛의 문제를 넘어 식욕 조절에도 문제가 생긴다. 가공식품의 화학첨가물 중에는 포만감이 지속되는 것을 방해하는 성분도 포함되어 있어, 음식을 많이 섭취할수록 공복감을 더 빠르게 느낄 수밖에 없다. 그래서 가공식품을 먹으면 금방 허기지고 배부르게 먹고 나서도 후식을 찾게 된다. 간단하게 섭취할 수 있는 식품이지만 사실상 제대로 차려 먹은 한끼 식사보다 열량은 훨씬 위협적이면서 영양은 결핍된, 그야말로 속이 텅 빈 깡통 식품이라고 할 수 있다.

바디리셋 프로그램을 진행하면서 가장 먼저 시도해야 할 것은 자연 식재료 본연의 맛을 찾아가는 것이다. 가공식품의 자극적인 맛이 아니라 식재료에서 은은하게 배어나오는 참맛을 느끼도록 노력해야 한다. 우리는 이미 이유식의 여러 단계를 거치며 아무런 간 없이 식재료 고유의 맛을 경험하며 미각을 발달시켜 왔다. 그 예민한 미각이 화학조미료와 첨가제의 맛으로 뒤덮이며 점점 더 무감각해지고 있다.

물론 바디리셋 과정에서 식이조절을 할 때 모든 가공식품을 한 번에 완전히 끊고, 이유식 단계처럼 아무런 간 없이 클린푸드를 섭취해야 하는 것은 아니다. 이런 극단적인 식이조절은 실천이 불가능할 뿐만 아니라 지속 기간도 짧아 실패할 확률이 높다. 바디리셋의 궁극적인 목표는 가공식품을 가능한 한 오래 끊어보는 게 아니다. 건강한 음식, 즉 클린 푸드의 비중을 점차 늘려가며 건강에 악영향을 미치는 음식을 식탁에서 최대한 배제해나가는 것이다. 생채소만을 먹어야 하는 것도 아니다. 익힌 채소를 먹어도 좋고, 구운 고기나 생선을 먹어도 좋고, 들기름과 소금으로 무친 나물을 먹어도 좋다. 다만 간을 최소화하고 조리법도 단순화하는 것이 식재료의 맛과 영양을 해치지 않기 때문에 바디리셋에서는 이 방법을 권한다.

이러한 과정을 이어가다 보면 건강한 음식에 대한 개념이 바로 선다. 무감각해진 미각도 되살아나 식재료가 가진 본연의 맛도 고스란히 느낄 수 있게 된다. 반대로 건강에 해가 되는 음식은 애써 참지 않아도 거부감이 생기고 건강에 좋은 음식을 먼저 찾게 되면서 자연스럽지만 놀라운 식습관의 변화를 경험하게 된다.

바디리셋은 나쁜 식습관을 잠시 꺼두었다가 다시 켜는 것이 아니다. 조금 더디더라도 나쁜 식습관을 완전히 비워내고 처음부터 새롭게 시작하는 것이다. 재부팅의 개념이 아니라 초기화의 개념에 더욱 가깝다. 이러한 일련의 과정이 모두 건강으로 통하는 하나의 경로가 되며, 이것이 바로 바디리셋이 갖는 의미다.

가공식품에 들어가는 각종 화학첨가물

우리가 선택하는 식품이 가공식품인지 클린푸드인지 잘 모르겠다면 제품 뒷면의 성분표를 살펴보자. 이름도 생소한 화학물질이 하나라도 포함되어 있다면 모두 가공식품이다.

- **음료·껌·사탕·과자 등의 단맛을 내기 위한 감미료:** 액상과당, 아스파탐, 수크랄로스, 아세설팜칼륨, 소르비톨, 사카린 등
- **햄·소시지의 색소 유지 및 색소 강화를 위한 발색제:** 아질산나트륨, 질산나트륨, 질산칼륨 등
- **아이스크림·마요네즈·생크림·고추장·케이크·스파게티 등 서로 섞이지 않는 두 액체를 잘 혼합되도록 만드는 유화제와 유화 상태를 유지하는 안정제:** 레시틴(대두인지질), 폴리소르베이트, 글리세린지방산에스테르, 모노에스테르(모노글리세라이드), 카제인나트륨 등
- **소시지·와인·건조과실·단무지·껍질 벗긴 도라지·오징어채 등 식품의 갈변을 방지하고 표백하는 표백제:** 아황산나트륨, 무수아황산, 산성아황산나트륨, 메타중아황산칼륨 등
- **햄·소시지·어묵·양조간장·된장·식초·젓갈류·단무지·오이지 등의 방부제로 사용되는 보존료:** 소르빈산류, 안식향산류, 데히드로초산류, 파라옥시안식향산류, 프로피온산류
- **사탕·젤리·제과·빙과류 등의 색깔을 내는 착색료:** 타르계 색소인 황색 제45호, 적색 제23호·제40호, 청색 제12호, 녹색 제3호 등
- **무설탕 껌·무설탕 캔디·무설탕 잼·어묵·푸딩·냉동유제품 등 식품이 건조되는 것을 방지하는 습윤제:** 글리세린, 프로필렌글리콜, 소르비톨, 자일리톨 등
- **식품의 맛이나 풍미를 증진하는 향미증진제:** MSG(L−글루타민산나트륨, 글루탐산나트륨, 글루타민산나트륨으로 표기)
- **과자·빵 등 밀가루 제품의 모양을 내기 위해 사용하는 팽창제:** 탄산수소암모늄, 탄산수소나트륨, 베이킹파우더 등

식사에 대한 생각을 바꿔라

바디리셋을 처음 시작할 때였죠. 최대한 좋은 식재료로 만든 건강한 음식을 먹겠다는 생각으로 백화점에 있는 유기농 식품 매장에서 훈제 닭가슴살을 구입했어요. 원장님께 칭찬받으려고 말을 꺼냈다가 설교 아닌 설교를 한참 들었죠. 패킹된 닭가슴살은 나트륨 수치가 너무 높고 첨가물이 너무 많이 들어가니 생닭가슴살을 직접 삶아서 먹으라고 하셨죠. 집에서 살림하는 주부도 아니고 어떻게 일일이 삶아서 먹느냐며 일하는 사람 입장에서 생각해달라고 발끈했는데, 원장님의 말씀에 마음을 고쳐먹게 됐어요. "자녀들에게도 첨가물이 잔뜩 들어간 음식을 주시나요? 본인 스스로를 소중한 자녀라고 생각해보세요. 바쁘다고 본인에게 아무거나 막 먹이실 건가요?" 집에 돌아오는 내내 내가 그동안 나 자신을 정말 소중하게 생각했는지, 바쁘다는 핑계로 나를 위한 최소한의 배려도 외면하고 살아온 건 아닌지, 한참을 이런저런 생각에 잠겼어요. 그날 이후로 사랑하는 우리 애들에게 먹이는 음식을 준비하는 마음으로 저만을 위한 음식을 준비하게 됐어요. 지금은 저를 위한 음식을 준비하기 위해 장을 보는 시간부터 행복합니다.

(한소영 님)

세상에 소중하지 않은 사람은 없다. 하지만 대다수가 자신을 사랑한다고 하면서 진정으로 스스로를 사랑하는 방법이 무엇인지 잘 모른다. 현재 내 몸의 상태는 나의 삶을 증명해주는 지표다. 나를 소중하게 생각하고 가꾸면 몸 상태가 좋을 수밖에 없다. 뱃살이 나오고, 부종으로 몸이 퉁퉁 붓고 항상 피곤하며, 여기저기 결리고 쑤시는 몸으로 살고 있다면 자신을 소중하게 가꾸고 살았는지 되짚어봐야 한다.

물론 몸 상태가 나쁜 사람이라고 해서 자신을 사랑하는 마음이 없다는 것은 아니다. 그 사람 역시 자신을 사랑하는 마음으로 홈쇼핑에서 판매하는 유명 셰프의 냉동 스테이크 구매 버튼을 눌렀을 것이고, 연예인이 나와서 건강도 관리해주고 맛도 좋다며 광고하는 각종 밀키트를 냉장고에 쌓아두었을 것이다. 몸을 건강하고 아름답게 바꾸고 싶다면서 왜 첨가물이 잔뜩 들어간 음식을 먹으려고 하는가? 나는 철저하게 가공식품을 배제하고, 흙의 소산물과 원육을 이용해서 간단하게 먹을 수 있는 조리법을 회원들에게 알려준다.

신선한 고기나 해산물, 채소를 올리브오일이나 목축 버터에 볶고 여기에 소금 간만 해도 충분한 한끼가 완성된다. 바쁜 직장인에게는 주말에 일주일 동안 먹을 닭가슴살을 미리 삶아 소분해서 냉동실에 보관해두라고 한다. 처음에는 자신을 위해 음식을 준비하는 것을 어색해하지만 나중에는 클린한 음식으로 하루 동안 먹을 음식을 준비하는 재미가 쏠쏠하다고 행복해한다.

나는 누구보다 바쁘게 사는 회원들에게 자식, 남편, 친구, 부모보다 본인부터 챙기라고 과감하게 말한다. 센터를 찾아왔을 때는 이미 몸이 여기저기 좋지 않은 상태로 돌고 돌아 찾아왔을 것이다. 그런 상태에서 가장 걱정해야 하는 것은 자녀들이나 배우자, 부모가 아니라 나 자신이다. 내가 건강해야 주변 사람도 챙길 여유가 생긴다.

물론 지금껏 해본 적 없는 건강한 식사를 위한 준비들이 다소 귀찮게 느껴질 수도 있다. 하지만 그런 식사를 준비하는 것이 나를 위해 할 수 있는 가장 소소하고 기본적인 배려다. 어떤 것이 나를 위한 일이고,

인생이 바뀌는 바디리셋

나를 사랑하는 방법인지 잘 모르겠다면 가장 먼저 자신에게 좋은 식사를 대접해보길 추천한다. 내 친구들보다 조금이라도 더 젊어 보이고 싶고 덜 아프고 싶다면 귀찮음쯤은 극복해야 한다.

몸이 보내는 신호에
귀 기울여라

바디리셋 프로그램을 시작하고 4주 가까이 되었을 무렵 몸살 기운이 있는 데다, 열도 나고 머리가 아파서 걱정했었어요. 그런 반응은 탄수화물을 제한하면 나타나는 증상이니 음식을 섭취하거나 잠을 자면 괜찮다고 해서 식사를 하니 거짓말처럼 증상이 사라졌죠. 다시 한 달쯤 지난 후 비슷한 증상으로 머리가 아파서 음식을 먹었지만 호전되지 않았어요. 원장님께 다시 문의하니 이번에는 단백질이 잘 소화되지 않아 나타난 체증 같다며 단백질 급원을 바꿔보자고 하셨어요. 그런데 정말 신기하게도 단백질 급원을 육류에서 생선으로 바꾸니 소화가 잘되고 체중이 쑥쑥 내려가기 시작했어요. (노정우 님)

바디리셋 프로그램을 진행하며 주의해야 할 것은 내 몸에 맞는 음식을 섭취해야 한다는 것이다. 내 몸에 맞는 음식은 사람마다 모두 다르기 때문에 바디리셋에서는 정해진 식단을 제안하지 않는다. 식이조절을 위해 탄수화물을 줄이고, 하루에 필요한 단백질 섭취량을 지키고, 충분한 식이섬유를 섭취하고, 물을 많이 마시는 것. 내가 회원들에게 제안하는 원칙은 이것뿐이다. 그 안에서 자유롭게 건강한 음식으로 식사를 하면 된다. 이제는 제발 닭가슴살, 고구마, 방울토마토로 정형화된 식단에서 탈출하기를 바란다.

삼시 세끼 퍽퍽한 닭가슴살을 먹고 방울토마토로 연명하며 세상 까칠해져 주변 사람들을 괴롭히며 다이어트를 하던 시대는 끝났다. 6대 영영소가 골고루 들어간 다채로운 음식을 맛있게 먹으면서 충분히 날씬한 몸을 만들 수 있다. 단백질 급원으로 소고기를 먹어도 되고 닭가슴살을 먹어도 되고 생선을 먹어도 된다. 탄수화물은 하루 필요량에 맞게 고구마를 먹어도 되고 단호박이나 감자로 대체해도 된다. 물론 쌀밥을 먹어도 상관없다. 자신에게 맞는 음식을 스스로 찾아가는 과정은 각자의 몫이다.

푸드코칭을 받는 회원들은 다이어트가 이렇게 쉬운 건지 몰랐다는

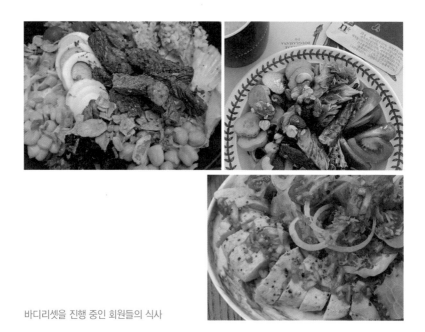

바디리셋을 진행 중인 회원들의 식사

말을 자주 한다. 3개월에 체지방만 10kg을 감량한 대다수의 회원들은 그동안 다이어트를 하면서 일주일만 포기하지 않고 지속해보는 게 소원이었다며, 푸드코칭을 통해 이렇게 먹는 즐거움까지 느끼며 살을 뺄 수 있는 것이 신기하고 놀랍다고 감탄한다.

옆의 사진은 우리 회원들이 바디리셋을 하며 먹은 식사 사진이다. 보기도 좋고 맛도 좋은 정말 훌륭한 식단으로 다이어트를 즐길 수 있다. 클린한 음식을 준비하면서 자신을 아끼고 사랑하는 사람으로 변하는 효과까지 얻을 수 있다.

내 몸에 맞지 않는 음식을 먹으면 속이 불편하고, 구토와 두드러기 증상이 나타나거나 심한 경우 호흡곤란이 오기도 한다. 이것이 바로 알레르기 반응이다. 그 반응지수가 100이냐 0.0001이냐 하는 차이일 뿐, 우리 몸은 이 세상의 모든 음식에 반응한다. 소고기나 돼지고기 등의 육류를 잘 소화하지 못하는 몸이라면 단백질 급원을 생선이나 달걀, 두부 혹은 콩으로 바꿔보는 시도를 해야 한다. 내 체질하고 맞지 않는 음식은 어떤 식으로든 몸의 반응으로 나타난다. 그 반응을 유심히 살펴 내 몸에 맞는 음식을 선택해야 한다. 그러기 위해서는 내 몸이 보내는 신호에 귀 기울여야 한다.

먹었을 때 속이 편하고, 적당히 포만감이 느껴지고, 몸이 가볍다면 나에게 맞는 음식이다. 반대로 먹고 나면 꼭 체한다든지, 몸이 찌뿌둥하다든지, 허기진다든지, 몸이 붓는다면 내 몸에 맞지 않는 음식이다. 물론 알레르기 반응이 두드러지게 나타나는 음식은 반드시 금해야 한다.

이렇게 자신과 맞는 음식을 하나하나 찾아가는 과정에서 귀찮음이

나 번거로움을 느낄 수도 있다. 이전에는 시도해보지 않은 일이기 때문이다. 하지만 이 과정은 누구도 대신해줄 수 없으며 내 몸에 맞는 음식은 자신이 경험해봐야 알 수 있다. 한 주, 한 주 이런 식으로 식단을 꾸리다 보면 결국 자신이 소중한 사람이 된 것 같은 행복감을 느끼게 된다. 내가 나를 소중히 대접하지 않으면 누가 나를 대접해 주겠는가? 내 몸을 꽃같이 소중히 대하자. 좋은 음식으로 식단을 꾸리고 좋은 생각을 하자. 스스로 귀중한 대접을 받은 몸은 놀랍게 변화해 있을 것이다.

그동안 단순히 허기를 때우거나 스트레스를 풀기 위해 자극적인 음식과 술을 찾던 나쁜 습관에서 벗어나, 내 몸의 문제점을 파악하고 내 몸에서 나타나는 이상 반응에 귀 기울이며 음식을 선택한 적은 아마 거의 없을 것이다. 이런 과정은 마음이 느끼는 행복감에서만 끝나지 않는다. 그간 원인을 알 수 없었던 몸의 불편함을 근본적으로 해결할 수 있어, 단순히 좋은 음식을 섭취하는 것 이상의 효과를 얻을 수 있다.

• 04 •

바디리셋으로
인생이 바뀐 사람들

김지희 회원 사례
성공 에너지는 건강한 몸에서 나온다

"사람들은 제가 바디리셋 이후 총 17kg을 감량했다고 하면 굶어서 뺀 줄 알고 걱정부터 해요. 그런데 막상 만나보면 건강하고 활력 넘치는 모습에 모두 놀라죠. 이전보다 피부도 탄력 있게 바뀌고 동안이 됐다며 비결을 묻는 이들에게 저는 '굶지 말고 잘 먹어서 건강을 리셋해야 한다'고 말해줘요."

늘 피로한 일상에 파묻혀 활력이라고는 1g도 찾아보기 어려웠던 김지희 회원이 180도 바뀌자 주변인들은 모두 놀랍다는 반응을 보였다.

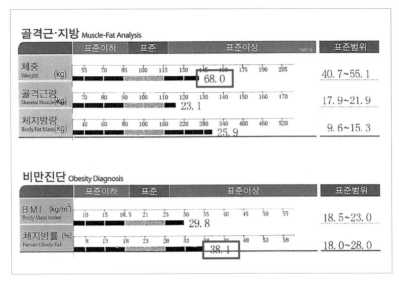

김지희 회원(여, 54세, 151cm)의 바디리셋 전 인바디

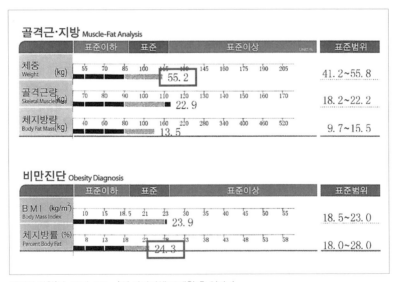

김지희 회원(여, 54세, 151cm)의 바디리셋 12개월 후 인바디

인생이 바뀌는 바디리셋

그도 그럴 것이 바디리셋 이전에는 양쪽 무릎이 아파서 몇 계단을 오르내릴 엄두도 내지 못했고, 오른쪽 어깨 통증으로 팔을 제대로 들어올리기조차 힘들었다. 주변 사람들은 운동할 몸 상태가 아니었던 그녀가 살을 뺄 방법은 오로지 '굶는 것'뿐이라고 생각했을 것이다. 하지만 과식과 폭식, 야식을 일삼는 그녀가 굶어서 17kg을 감량한다는 것은 불가능에 가까웠기에 그녀를 잘 아는 사람들이라면 그 변화가 더욱 궁금했을 것이다.

그녀가 처음 센터를 찾아왔을 때 가장 큰 문제점은 식습관이었다. 아침 식사는 무조건 거르고 점심은 주로 얼큰한 국물 위주로 먹는 데다 빨리, 그리고 많이 먹는 습관을 가지고 있어 늘 본인의 식사량보다 훨씬 더 과식하곤 했다. 고깃집에 가면 3인 가족이 8인분을 먹을 만큼 맛있는 음식 앞에서는 식욕을 주체하지 못했다. 반면 식사 약속을 잡을 때면 음식 앞에 늘 소극적이 되었다. 본인이 먹고 싶은 음식보다는 늘 상대방이 원하는 음식을 아무 생각 없이 먹기 일쑤였다.

운동 부족에 아무렇게나 많이 먹는 식습관을 가지고 살아온 그녀는 점점 살쪘고, 급기야 일할 때 숨이 차서 호흡 조절이 힘든 지경에 까지 이르렀다. 문제는 여기서 끝이 아니었다. 일과를 끝내고 나면 남편과 밤 10시 이후 음주와 야식을 즐기는 게 일상이었고 자연스레 취침 시간은 새벽 2시 이후가 됐다. '잘 잤다'는 기분을 느끼지 못한 채 매일 아침 찌뿌둥한 상태로 깨어나니 당연히 오전 일정을 소화하기도 어려웠고, 오후에는 방전된 것 같은 상태로 일과를 이어갔다. 그야말로 악순환의 연속이었다.

그랬던 그녀가 달라진 것은 바디리셋을 시작하면서부터였다. 숨쉬기 운동밖에 해본 적 없고 과식과 폭식, 야식 3종 세트로 일상을 꾸려가던 그녀가 바디리셋을 접한 이후 음식을 대하는 태도와 식습관을 바꿔가기 시작했다. 몸에 좋은 클린푸드와 몸에 해가 되는 음식을 구분해서 먹기 시작했고, 배부르기 전에 식사를 중단할 수 있을 만큼 식욕 조절이 가능해져 과식과 폭식하는 습관을 끊어낼 수 있게 되었다. 그녀는 이전에 먹던 얼큰한 국물 음식이나 조미료 강한 음식이 더 이상 맛있게 느껴지지 않으니 스스로도 신세계를 경험하는 것 같다며 신기해했다. 여기에 자신의 몸 상태에 맞는 적절한 운동을 규칙적으로 하니 몸에 무리를 주지 않으면서 체지방을 감량할 수 있게 되었다. 무엇보다 잘 자고, 잘 먹고, 무리 없이 운동한 결과 체지방을 더 효과적으로 감량할 수 있었고, 머리도 맑아졌으며, 우울했던 마음도 사라졌다.

바디리셋을 처음 시작할 당시 그녀의 체지방률은 38.1%였지만 1년이 지난 지금까지 24.3%를 유지하고 있다. 처음에 비하면 체지방률이 13.8% 줄었고, 체지방량으로 따지자면 25.9kg에서 13.5kg으로 12kg이 넘는 지방이 몸에서 빠져나갔다. 더욱 주목할 것은 9단계였던 내장지방도 꾸준히 감소해 현재는 5단계를 유지하고 있다는 것이다.

그녀는 이제 12시 이전에 잠자리에 들고, 아침 6시면 알람 없이 스스로 눈을 떠 개운하게 아침을 시작한다. 자는 동안 코를 심하게 골거나 수면무호흡증이 있었는데 모두 사라졌고 옆으로 자거나 두 팔을 위로 올려 만세 하는 자세로 자는 버릇도 없어졌다. 바른 자세로 누워 뒤척이지 않고 편안히 숙면하니 자는 동안 피로가 제대로 풀려 다시 하루를 활기차게 보낼 수 있게 되었다.

가장 큰 변화는 살이 빠진 이후로 만성 두통과 우울감이 사라졌고 그 자리를 자신감이 꽉 채웠다는 것이다. 스스로 노력해서 몸과 정신, 삶을 바꾸며 맛본 성취감은 새로운 도전을 즐기게 하는 원동력이 되었다. 그리고 이러한 도전들이 모여 가져온 성공 에너지가 매사 긍정적인 결과를 낳고 있다. 김지희 회원은 바디리셋을 통해 "성공 에너지는 건강한 몸에서 나온다."라는 사실을 믿게 되었다고 한다.

최윤정 회원 사례
온전히 나를 사랑할 수 있는 시간, 100일

"어제 옷장의 옷을 다 가지고 가서 싹 줄였어요. 벌써 두 번째예요. 수선비가 많이 들었지만 정말 기분이 좋았어요. 아침에 옷을 입을 때마다 자신감 넘치고 날아갈 거 같아요."

최윤정 회원은 센터를 처음 찾아왔을 당시 내장 지방 레벨이 9, 체지방률이 35%가 훌쩍 넘는 비만 상태였다. 며칠 동안 지방 출장을 다녀오면 하루나 이틀은 뻗어 있어야 할 만큼 체력은 바닥을 쳤고, 앞 사례의 김지희 회원처럼 아침마다 개운하게 일어나기 힘들었다고 한다. 여기저기 몸이 아픈 것은 물론이고 복부 비만이 심각한 상태라는 것을 본인 스스로도 인지하고 있었다. 사진을 찍으면 보정하기 바빴고 옷을 입어도 불룩한 배 때문에 늘 고민이라는 그녀는 코로나 기간에 추가로

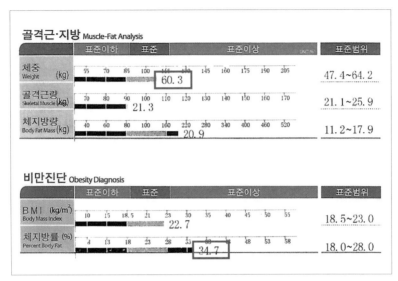

최윤정 회원(여, 57세, 163.5cm)의 바디리셋 전 인바디

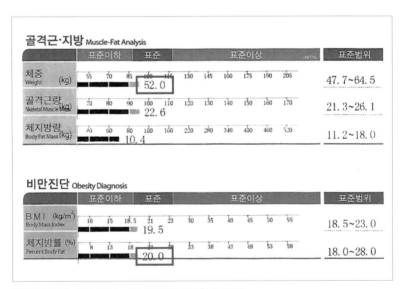

최윤정 회원(여, 57세, 163.5cm)의 바디리셋 10개월 후 인바디

인생이 바뀌는 바디리셋

4kg이 더 쪘는데, 노력하면 빠질 줄 알았지만 체중계의 눈금은 꼼짝도 하지 않았다며 고민을 토로했다.

그녀는 일 년에 한 번씩 상습적으로 다이어트를 했지만 늘 제자리였다. 그 이유는 근본적으로 잘못된 식습관과 생활 습관 때문이었다. 운동은 고사하고 일상에서의 움직임마저 적었던 그녀는 스파게티, 냉면 등 면 요리를 즐겼다. 일주일이면 5일은 국수를 먹었고 저녁 약속이 많아 야식도 생활화되어 있었다. 술과 자극적인 매운 음식을 일주일에 서너 번은 먹었고 하루도 안 빼고 매일 밤 과일을 지나치게 많이 먹었다. 10년째 불면증에 시달리며 늘 피곤함에 찌든 일상을 보내고 있었다.

그녀는 '이런 몸으로 60세를 맞았다가는 내 인생에 후반전은 없겠구나.'라고 생각하고 절박한 마음에 센터를 찾았다고 했다. 그녀의 의지는 대단했다. 반짝 다이어트가 아니라, 지난 58년 동안 본인이 서서히 망가뜨린 몸을 완전히 복구하는 데 인생의 3년은 기꺼이 써야겠다며 바디리셋에 돌입했다.

그러나 막상 바디리셋을 시작하자, 불타는 의지와는 달리 이전엔 전혀 해보지 않았던 운동을 하고 식단을 바꾸고 생활 습관까지 고쳐야 한다는 것에 큰 부담감을 호소했다.

그녀에게는 운동, 식단은 물론 생활 습관 전체를 바꿔야 하는 이유를 꾸준히 마인드리셋 하는 과정이 필요했다. 자신을 위한 음식을 먹고, 건강한 몸을 만들기 위해 운동하고, 본인의 삶을 바꾸기 위해서는 스스로 노력해야 한다는 것을 꾸준히 상기시키면서 응원하고 독려했다. 이 모든 과정은 누구도 아닌 바로 나 자신을 위한 과정이며, 58년

동안 무심했던 자신을 사랑으로 지키는 과정이라는 것을 스스로 깨닫게 하는 것이 중요했다.

생각을 전환하고 프로그램을 잘 따라와 준 결과, 34.7%였던 그녀의 체지방률은 10개월 만에 20%로 무려 15%가량 낮아졌다. 근 손실 없이 체지방만 감량했기에 내장 지방 레벨은 9에서 5로 낮아졌고, 이전에는 복부 비만이 심각한 상태였지만 표준으로 돌아왔다. 실제 수치상으로도 86.6cm였던 배 둘레가 74.6cm로 12cm가 줄었다. 당연히 이전에 입었던 옷은 너무 커져서 입지 못하게 되었고 시간이 지나면서 수선을 맡겨야 하는 옷들이 늘어나게 되었다.

물론 이 과정이 순탄치만은 않았다. 4개월간 체중이 57kg에서 더 이상 빠지지 않는 긴 정체기가 있었다. 그녀는 '나는 여기까지인가 봐. 57kg도 훌륭해!'라고 스스로 위안하며 만족하려 했다. 하지만 이러한 정체기를 이겨내지 못하면 다시 예전으로 돌아갈 확률이 훨씬 더 높았다.

그녀에게 바디프로필을 찍어보자고 권했다. 50대 후반의 나이에 몸매를 드러낸다는 것에 자신이 없던 그녀는 2개월을 망설였다. 고민 끝에 그녀를 움직이게 한 것은 막연한 꿈을 지속적이고 구체적으로 상상하도록 한 것이었다. 그녀의 꿈은 나이 들어 흰 티에 청바지만 입어도 멋진 몸매가 되는 것이었다.

나는 지금의 몸으로는 꿈에 다가가기 어렵다는 현실을 바로 보게 했고, 그 꿈에 다가가기 위해서는 근육을 키우고 체지방을 더 줄여야 한다며 구체적인 수치를 제시해주었다. 100일의 기간을 목표로 잡고 바디프로필을 찍기 위해 다시 한번 바디리셋에 돌입했다. 결국 그녀는 이후 4kg의 체지방을 추가로 감량해 총 12kg의 체지방 감량에 성공했다. 물론 바디프로필도 멋지게 찍을 수 있었고 흰 티에 청바지만 입어도 멋진, 꿈에 그리던 몸이 되었다.

최윤정 회원은 바디프로필을 찍고 나서 이렇게 말했다.

"돌이켜보니 정말 나를 사랑한 시간은 바디프로필을 찍기 위해 노력한 100일의 시간이었어요. 바쁜 일정 중에 운동할 시간을 내고, 나만을 위해 장을 보고, 클린푸드로 점심 도시락을 준비하고, 내 몸을 매일 살피는 그 시간은 모두 온전히 나를 사랑하는 시간이었어요."

정체기를 극복하고 체중 감량에 성공한 그녀는 10년간 시달려왔던 불면증에서 완전히 해방되었고 피로감에 지치는 일이 확실히 줄어들었다. 무엇보다 기존에는 2년 후 60대가 된다는 현실에 우울감을 자주 느꼈는데, 이제 또 다른 도전을 꿈꾸고 있다. 얼마 후 마주하게 될 그녀의 애플힙이 기대된다.

최지아 회원 사례
건강한 다이어트가 삶에 활력을 가져온다

15년 전 발목 인대를 다친 이후 제대로 재활치료를 하지 않은 상태로 지내온 최지아 회원. 자세가 틀어진 채로 생활하다 보니 허리 통증이 주기적으로 찾아왔고, 이후 교통사고까지 당하면서 디스크 진단을 받고 물리치료, 도수치료, 침치료를 여러 번 받았지만 나아지지 않는

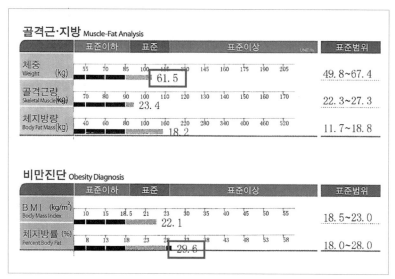

최지아 회원(여, 48세, 167cm)의 바디리셋 전 인바디

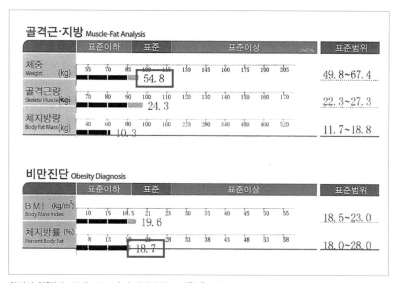

최지아 회원(여, 48세, 167cm)의 바디리셋 10개월 후 인바디

상태였다. 여기저기 아프니 이유없이 짜증나고 지치는 날이 많았고 삶의 활력이라고는 찾아보기 힘들었다. 직업의 특성상 야근이 많아 늘 야식을 달고 살았고, 점심때도 컵밥이나 패스트푸드 등으로 간단하게 한 끼를 때우는 식으로 해결해왔다. 과식과 폭식으로 늘 소화불량을 달고 살았고 만성적인 복통과 두통으로 스트레스를 받는 날이 허다했다.

점점 늘어나는 체중에 매번 다이어트를 시도해왔지만 그마저도 효과적이지 않았다. 굶으면서 제품에만 의존하는 다이어트로 최고 10kg까지도 감량해봤지만 보상심리로 다시 먹게 되면서 이전보다 더 살찌는 악순환을 경험해왔다. 회원 스스로도 체계적인 식단 관리가 없다 보니, 반복되는 요요 현상을 피할 수 없었다는 것을 잘 알고 있었다. 때문에 굶는 다이어트가 아니라 건강을 지키며 할 수 있는 체계적인 다이어트가 절실히 필요해 센터를 찾았다고 했다.

최지아 회원에게는 영양소를 골고루 건강하게 먹는 방법을 제시해주었고, 클린푸드로 식단을 관리하는 방법을 지속적으로 교육했다. 가공식품이 아닌 자연에 가까운 클린푸드를 왜 먹어야 하는지, 어떤 음식이 건강한 음식인지 이해시키고 스스로 건강식단을 꾸릴 수 있도록 돕는 것이 중요했다.

그녀는 습관적으로 매일 먹던 패스트푸드 등의 가공식품을 바디리셋을 통해 완전히 끊었고, 기름지고 짜고 매운 음식을 선호하던 식습관을 완전히 버리는 데 성공했다. 신선한 채소와 단백질을 더한 샐러드 위주로 식사하는 습관은 어느새 당연한 일상이 되었으며, 하루에 세 컵도 마시지 않던 물 섭취량도 크게 늘어 이제는 1L 이상 꾸준히 마실 수 있게 되었다. 몸은 가벼워지고 장이 편안해지니 만성적인 복통과 두통이 사라지면서 컨디션도 늘 좋게 유지할 수 있었다.

이러한 변화는 수치로도 증명되었다. 처음 센터를 찾았을 때 그녀는 77사이즈의 비만한 상태였다. 체지방률은 29.6%에서 18.7%로 10.2%가 감소했고 체지방량은 18.2kg에서 10.3kg으로 8kg 정도 감량했다. 내장 지방 레벨 역시 7에서 4로 급격히 낮아진 것을 확인할 수 있다. 주목할 만한 것은 이렇게 체지방이 줄어들었지만 근육량은 오히려 증가했다는 것이다. 골격근량이 23.4kg에서 24.3kg으로 1kg 가까이 증가했는데, 결코 쉽지 않은 일이다. 대부분 다이어트를 하면 근 손실 때문에 요요 현상이 훨씬 더 심하게 나타난다. 체지방이 감소하고 근육량이 증가했다는 것은 그만큼 건강하게 다이어트를 했다는 뜻이다.

이후에도 꾸준한 감량이 이루어져 최지아 회원은 처음보다 체지방 11kg 이상, 몸무게 15kg을 감량하며 몸의 부기는 완전히 빠지고, 전체적인 신체 사이즈가 줄어 탄탄한 몸으로 변화했다. 무엇보다 이제는 재활 치료가 아닌 웨이트, 필라테스를 통해 에너지 넘치는 삶을 영위하게 되었다. 어떻게든 살찐 체형을 감추려고 헐렁한 박스 티만 고집하던 패션도 바뀌었다. 몸에 붙는 원피스도 무리 없이 소화하면서 자신감은 상승하고 정신력까지 좋아지는 선순환이 이루어지고 있다. 그녀는 바디리셋을 통해 건강한 다이어트에 성공하고 삶의 활력까지 얻게 되었다.

장현영 회원 사례
긍정의 방향으로 삶을 리셋하는 바디리셋

2019년 8월, 67kg의 몸으로 센터를 찾던 장현영 회원은 두 달 만에 10kg을 감량해 센터에서도 모범회원으로 꼽혔다. 여기서 그치지 않고 그녀는 지금까지 꾸준히 관리를 계속하면서 50.4kg까지 체중 감량에 성공했다. 말로는 쉽게 '두 달 만에 10kg 감량'이라고 하지만 그녀가 센터를 찾기 이전의 생활 패턴을 생각하면 얼마나 큰 노력을 했는지 알 수 있다.

그녀는 삼시 세끼 한식으로 배부르게 먹는 식습관을 가지고 있었다. 저녁식사 때는 꼭 반주를 곁들여야 했고 저녁식사 이후 술자리도 잦았다. 거의 주 4~5회는 음주를 즐겼다고 할 수 있다. 밤 11시에서 새벽 1시 사이에는 치킨, 만두, 곱창 등을 주 2~3회 야식으로 즐겨왔다. 주로 앉아서 업무를 보고 출퇴근도 자가용을 이용하기 때문에 운동량은 전무했다. 이런 생활 패턴을 20년 넘게 지속해왔으니 하루아침에 이를 바꾸기란 쉽지 않았을 것이다.

그녀는 술과 떡볶이를 끊고 탄수화물 섭취를 제한하며 당근과 오이로 허전함을 대신할 때마다 줄어드는 체중계의 눈금을 보며 식욕을 다스렸다. 탄수화물 위주의 음식이 당길 때마다 위기가 찾아왔지만 그때마다 단백질, 섬유질 위주의 클린푸드를 섭취하며 극복했다. 이후 어느 시점이 지나자 떡볶이, 면, 빵 등이 눈앞에 있어도 입맛이 당긴다든지 먹고 싶다는 생각이 전혀 들지 않는 신기한 경험을 하게 되었다. 몸이

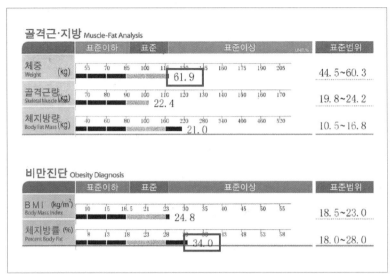

장현영 회원(여, 45세, 158cm)의 바디리셋 전 인바디

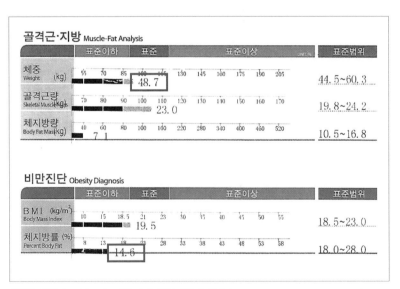

장현영 회원(여, 45세, 158cm)의 바디리셋 2개월 후 인바디

인생이 바뀌는 바디리셋

반응하지 않으니, 절제라는 개념이 아니라 그냥 무반응 상태가 되어버려 음식으로부터 완전한 자유를 경험하게 되었다. 바디리셋 전에는 식사 후 항상 공복감 해소가 안 되어 디저트를 찾았는데, 공복감의 원인이 단백질 부족인 것을 알려주자 육식의 횟수와 양을 늘리고 중간중간 프로틴 음료를 마셔 공복감을 해결했다.

처음 센터를 찾아왔을 당시 그녀의 체지방률은 35%에 육박했지만 꾸준히 식단조절을 하며 운동을 지속한 결과 현재까지 14%대의 체지방률을 유지하고 있다. 뿐만 아니라 근육량이 줄어들지 않고 오히려 0.6kg 증가했다. 비만했던 체형은 날씬한 근육형으로 바뀌었고 전체적인 신체 사이즈가 줄어들면서 탄탄하고 건강한 체형을 갖게 되었다. 내장 지방 레벨도 7에서 3으로 줄어 건강한 체중 감량이 이루어졌음을 확인할 수 있었다.

이제 그녀는 바디리셋으로 건강한 식사를 스스로 조절할 수 있는 단계에 이르렀다. 탄수화물과 단백질의 하루 섭취량을 삼시 세끼 계산하면서 조절이 가능해졌다. 세끼 중에 한끼를 푸짐하게 먹었다면 다른 두끼는 스스로 양을 조절하여 1일 총식사량을 조절할 수 있게 된 것이다. 즉, 살을 빼기 위해 식단조절을 지속하고 있는 것이 아니라 그냥 삶의 패턴 자체가 변화한 것이라고 할 수 있다.

꾸준한 운동을 통해 몸에 탄력이 생기고 체력이 좋아져 고강도 업무도 거뜬히 처리할 수 있게 되었고, 자세가 좋아지면서 고관절 통증과 어깨, 목, 등의 통증은 훨씬 더 완화되었다. 무엇보다 아침에 일어나기가 수월해졌고 스트레스를 극복해나가는 자신만의 노하우도 생겨났다고 한다. 바디리셋 이전에는 가족들과 어디에 놀러 가서 뭘 먹을지, 온통 먹을 생각뿐이었다면 이제는 달라졌다. 남편과 함께 운동하면서 운동능력 향상을 위한 정보도 공유하고, 각자 운동하는 시간을 확보할 수 있도록 배려하면서 부부 사이도 더욱 돈독해졌다고 한다. 그래서 그녀는 바디리셋이 자신의 삶을 긍정적인 방향으로 리셋해주었다고 이야기한다.

인생이 바뀌는 바디리셋

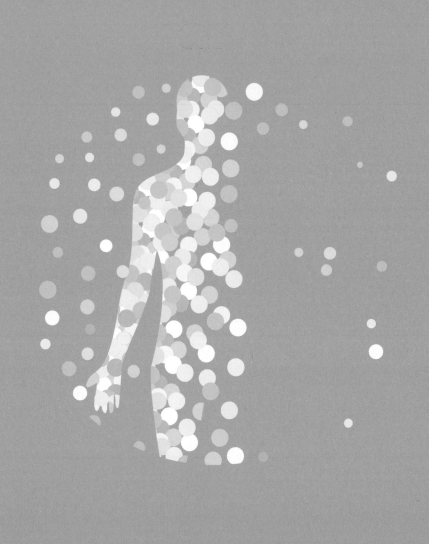

PART2

바디리셋
시작하기

· 05 ·

바디리셋 핵심 개념 익히기

평생 유지하는
건강하고 아름다운 바디라인

바디리셋이란 일시적인 식사 제한, 과도한 운동으로 체중만을 감량하는 것이 아니다. 압도적인 비주얼로 새롭게 태어나기 위해 몸의 순기능을 되살리는 과정 전체를 의미한다. 이 과정에서 장의 활동성을 정상화하고, 식이 습관을 교정하고, 체형에 맞는 운동 처방을 통해 건강의 기초를 바로잡게 된다.

먼저 장의 활동성을 정상화하기 위해 물, 유산균, 식이섬유의 섭취를 늘리는데, 물은 우리 몸의 오염된 세포를 깨끗하게 정화하는 작용을 하고 유산균은 유익균이 우세한 장내환경을 만들어준다. 식이섬유는 장에 잔뜩 쌓인 독소의 배출을 돕는다. 이 세 가지 솔루션만으로도 균형을 잃고 무너져버린 장내 환경이 되살아나면서 체내 순환이 원활해진다. 이것이 바디리셋의 첫 번째 과정인 '잘 비우는 과정'이다.

장의 활동성을 정상화했다면 이제 건강한 음식으로 영양을 채운다. 바디리셋 과정에서는 가공식품을 완전하게 끊어내야 한다. 각종 첨가물, 방부제 등 화학제품 범벅인 가공식품은 우리 몸의 대사기능을 저하시킨다. 몸의 순환이 잘 이루어지지 않으면 체내에 독소가 쌓이며 부종이 더 심해지고, 체지방이 계속 쌓인다. 장 기능도 무너져 다시 악순환이 반복된다. 자연에서 나는 식재료를 이용해 최소한의 조리법으로 건강한 음식을 만들어 세끼를 규칙적으로 섭취하는 것이 가장 중요하다.

마지막으로 내 몸에 맞게 주기적으로 운동한다. 운동하는 습관이 들지 않은 사람은 주 1회 운동하는 것부터 시작해 안정화되면 점차 운동 횟수를 늘려간다. 운동은 힘들지만 체지방을 감량하고 근육을 키우며 탄수화물이나 단 음식을 멀리하는 데 도움이 되는 최고의 방법이다.

이 세 가지 과정을 통해 얻을 수 있는 건강하고 아름다운 바디라인은 유행하는 다이어트로 얻는 것과는 차원이 다르다. 비우고, 채우고, 운동하는 과정을 통해 삶의 패턴 전체가 긍정적으로 변화하기 때문에 평생 유지가 가능하다. 건강하고 아름다운 육체는 물론, 자신을 사랑하고 존중하는 자존감까지 생겨난다.

조급해하지 말고
3개월 동안 천천히

5일 다이어트, 2주 다이어트, 30일 다이어트…. 사람들은 여전히 단기간 하는 다이어트에 주목하지만 전문가 입장에서 솔직히 말하자면 이 짧은 기간에 성공할 수 있는 다이어트는 없다. 이렇게 짧은 기간 안에는 체지방 감량이 원하는 만큼 이루어지지도 않고 근육량을 늘리기에도 턱없이 부족하다. 무엇보다 바디리셋처럼 일시적인 효과가 아니라 평생 지속할 수 있는 몸매를 만든다는 것은 언감생심, 불가능한 일이다.

바디리셋을 하는 실질적인 3개월 동안 회원은 총 4단계의 식단을 진행하며 운동을 병행하게 된다. 첫 단계는 몸 안을 깨끗하게 비우는 디톡스 과정이다. 두 번째 단계는 가공식품을 끊고 탄수화물을 50g으로 제한하면서 단백질, 식이섬유, 유산균, 물을 섭취해 장내 환경을 유익균이 우세하게 만드는 과정이다. 세 번째 단계는 깨끗하게 비운 장 안에 건강한 영양성분을 채워 넣는 과정이다. 이때 반드시 6대 영양소를 고루 갖춘 식단을 섭취하고 단백질 섭취를 대폭 늘려 양질의 에너지를 낼 수 있는 몸을 만든다. 마지막 단계에서는 단백질 섭취를 더욱 늘려 체지방을 효과적으로 감량하고 조각 같은 몸매로 새로 태어나게 된다.

3개월간의 체계적이고 꾸준한 플랜으로 원래 가지고 있던 안 좋은 식습관을 서서히 바꿔가며, 운동의 주기화가 몸에 배도록 조금씩 습관으로 자리 잡을 수 있도록 해야 한다. 앞으로 남은 수많은 날들을 새롭게 고쳐 쓰는 기간이 3개월이라고 생각한다면 그다지 긴 기간도 아니다. 조바심 내지 말고 천천히 느긋하게 변화를 즐기자.

3일 후 마주하는
즉각적인 변화

바디리셋을 시작하면 첫 3일간은 '쓰리데이즈'라는 디톡스 프로그램을 진행한다. 3일간 식이섬유 파우더, 프로틴, 올리브오일을 삼시세끼 섭취하고 하루에 생수 2L를 마셔 몸속 노폐물을 배출한다. 이 기간에는 끼니 외에 일반음식, 과자, 음료 등 불필요한 음식을 먹는 습관을 끊고 소화 기능을 정상화하는 것에 초점을 맞춘다. 짧은 시간 내에 식단 조절 능력을 높이고 무너진 식습관을 건강하게 회복하는 기초를 다지는 과정이다.

수시로 먹던 가공식품을 완전히 차단하기 때문에 비록 짧은 기간이지만 장내 환경을 개선하고 독소를 배출해 클린한 몸 상태가 된다. 무엇보다 이 과정을 통해 장내 미생물의 생태계를 유익하게 바꿔 당도 높은 음식에 대한 욕구가 자연스럽게 떨어지도록 만들면, 이후 바디리셋 프로그램을 진행하는 데 큰 도움이 된다.

배가 고프지 않아도 습관적으로 간식을 먹거나 스트레스를 받으면 음식이나 술로 풀었던 사람일수록 이 기간에 꽤 힘들어하는데, 그런 만큼 효과는 놀라울 정도로 드라마틱하게 나타난다. 3일간의 디톡스 과정을 통해 독소가 빠져나가고 부종이 급격하게 개선되면서 2kg 정도 감량 효과를 즉각적으로 확인할 수 있다. 숙변과 독소가 배출되면서 부종이 개선되므로 얼굴선이 살아나고 피부가 맑아지는 효과도 얻을 수 있다.

감량한 체중을 최소 1년 이상 유지하도록 노력

우리 센터의 회원들은 바디리셋을 진행하고 나서 3개월 만에 거의 10kg 이상 체지방 감량에 성공한다. 그런데 감량 이후에도 운동하러 일주일에 몇 번씩 꾸준히 센터에 나온다. 목표한 체중에 도달했거나 그 이상 감량하여 인생에서 최고의 몸매를 얻었지만 관리는 거기에서 끝나지 않는다. 이미 1년 이상 바디리셋 과정을 꾸준히 진행하다 보니 어느새 특별한 도전이 아니라 일상이 되었기 때문이다. 건강한 음식을 먹고, 나를 위해 주기적으로 운동하는 것이 삶의 한 부분이 된 것이다.

3개월간의 바디리셋 플랜을 마치고 10kg의 체지방 감량 효과를 봤다고 해서 곧바로 이전의 식습관으로 돌아가서는 안 된다. 감량한 체중에서 ±2kg을 유지하도록 최소 1년 이상은 노력해야 한다. 그래야 온전히 식습관이 바뀌고 운동 습관이 자리 잡는다고 볼 수 있다.

사람의 습관은 바꾸기 쉽지 않다. 수십 년간 이어온 나쁜 습관을 단 몇 주 만에 완전히 바꾸기란 어렵다. 나쁜 습관은 도돌이표처럼 다시 돌아오는데, 그걸 인지하고 개선하려는 마음과 노력이 가장 중요하다. 이렇게 노력하는 사람들만이 애써 얻은 눈부신 몸매와 단단하고 유연한 정신을 온전히 자기 것으로 만들 수 있다.

　우리 회원들은 바디리셋이 끝난 후 꾸준히 관리하며, 감량한 체중이 조금 늘었다 싶으면 식습관을 재정비하고 바디리셋의 '쓰리데이즈' 프로그램을 간헐적으로 실시한다. 쓰리데이즈는 체내 독소를 배출하고 정화하기 때문에 수시로 해주면 장내 환경을 깨끗하게 만드는 데 도움을 받을 수 있다.

· 06 ·

제대로 비워서
장 속 리셋하기

장내 독소가 자가 중독을 일으킨다

정제된 탄수화물, 인공감미료 등을 많이 먹으면 소화와 배설 과정을 거치기까지 상당한 시간이 소요되고 장내에 부패균이 왕성하게 번식한다. 이것은 현대인을 괴롭히는 다양한 만성질환의 원인이 되기도 한다. 특히 자기 몸속에서 만들어낸 유독 물질에 의해 스스로 중독되는 '자가 중독'에 빠지기도 하는데 이는 불쾌감, 짜증, 무기력, 피로감, 예민함, 우울감 등과 질병의 원인이 된다. 결국 자가 중독이 내 몸의 강력한 지배자가 되어 활력, 생동감, 즐거움, 행복감을 빼앗아 버린다.

자가 중독 현상은 하수구의 오물이 시원하게 빠지지 않아 부패하는 것과도 같다. 장에서 유해균과 노폐물이 제대로 배출되지 않으면 발생하는데, 자가 중독에 빠지면 장내에 독소가 쌓여 몸이 망가진다. 장에 독소가 생기는 주된 요인 중 하나는 우리가 먹는 음식이다.

과거와 달리 현대 농업은 자연 그대로의 농산물을 재배하는 방식에서 벗어나 생산량을 늘리기 위해 무분별하게 품종을 개량하고 품종 간 교배를 실시한다. 또 수확 후에는 보관 기간을 늘리기 위해 화학제품을 이용하여 가공하거나 방부 처리를 한다. 이러한 과정에서 영양소의 파괴는 물론 영양의 질, 신선함, 맛까지 모두 떨어지게 된다. 그뿐만 아니라 화학 비료를 많이 쓴 척박한 토양에서 자란 식재료에는 건강에 필요한 비타민, 미네랄, 효소 등이 충분하게 들어있지 않다. 현대인은 과거보다 더 많은 음식, 더 맛있는 음식을 먹고 있지만 결국엔 이런 식재료를 쓴 음식을 섭취하기 때문에 영양의 균형이 무너진 음식을 먹고 있는 셈이다.

건강한 자연에서 나는 식재료를 최소한의 조리 과정만 거쳐서 먹으면, 식감은 거칠지만 섬유질이 많아 장내 배출 활동에는 매우 유익하다. 섬유질은 장 내벽에 달라붙어 있는 노폐물과 독소를 몸 밖으로 빼는 역할을 한다. 하지만 현대인들은 바쁜 탓에 빨리 먹을 수 있는 부드러운 음식을 많이 먹으면서 섬유질 섭취량도 줄었다. 가뜩이나 먹는 음식에서도 독소가 많이 생기는데, 엎친 데 덮친 격으로 배출도 안 되니 자가 중독 현상이 더 심해질 수밖에 없다.

자가 중독 현상을 가속화하는 또 다른 원인은 스트레스와 긴장이다. 몸은 스트레스를 받으면 이로 인해 소비된 영양을 보충하기 위해 여분의 영양을 찾는다. 그중에서도 빠른 시일 내에 에너지원으로 사용할 수 있는 탄수화물이나 당류가 과도하게 첨가된 음식을 본능적으로 찾게 된다.

스트레스를 받으면 아드레날린과 코르티솔 호르몬이 분비되는데, 이는 밀림에서 사자를 맞닥뜨렸을 때 분비되는 호르몬과 같다. 사자를 만나면 빨리 도망쳐 생명을 보존하기 위해 뇌에서는 긴장 호르몬을 분비한다. 그 호르몬이 아드레날린과 코르티솔이다.

아드레날린은 그 순간이 지나면 사라지지만 코르티솔은 체내에 남는다. 코르티솔은 급성 스트레스에 반응해 분비되는 물질로 위기 상황에서 몸을 보호하는 기능을 하며 근육에서는 아미노산을, 간에서는 글리코겐을 분해하여 포도당으로 전환한다. 또 지방조직에서는 지방산을 혈액으로 보내 세포에서 에너지원을 빨리 만들어 쓸 수 있도록 돕는다. 문제는 이 과정에서 즉각적인 에너지원으로 사용할 수 있는 고정제 탄수화물인 과자, 빵, 면, 술을 폭식하게 된다는 것이다.

이렇게 폭식해서 섭취한 음식은 제대로 소화되지 못하고 장에 오랫동안 머무른다. 장은 예상보다 훨씬 오래 변을 담고 있다. 장 속에 차 있는 노폐물, 독소를 배설하여 비우면 통증, 피로감, 우울, 짜증 등 자가 중독 현상이 아주 가벼워진다. 보통 음식물이 몸속에서 소화, 흡수되어 배설되기까지 약 18시간이 걸린다. 시간에 맞춰 체내에서 음식물이 움직이려면 장벽의 긴장감이 필요하므로, 장벽의 긴장감이 약해졌다면 어떤 방법을 동원해서라도 활성화해야 한다.

노폐물과 독소가 빠르게 배출되지 못하고 장 내에 남으면 대부분 S

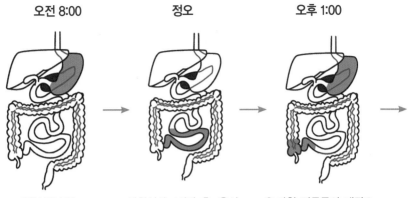

오전 8:00	정오	오후 1:00
아침식사 직후	아침식사 4시간 후. 음식물이 회장(소장)에 들어가 희맹변에 도착하고 있다. 소화와 흡수가 완료되고, 잔류물이 서서히 대장으로 들어간다.	① 아침 잔류물이 대장으로 들어왔다. ② 점심식사가 위에 들어왔다.

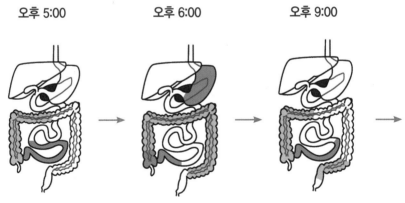

오후 5:00	오후 6:00	오후 9:00
① 아침 잔류물이 대장 속을 이동하고 있다. ② 점심 잔류물이 대장에 들어가려 하고 있다.	① 아침 잔류물이 하행결장까지 내려왔다. ② 점심 잔류물이 대장으로 들어가 조직 잔류물과 섞인다. ③ 저녁식사가 위에 들어왔다.	① 아침 잔류물이 S상결장 안으로 들어가 배설되기를 기다리고 있다. ② 점심 잔류물은 맹장, 상행결장, 횡행결장 안에 있다. ③ 저녁 찌꺼기가 대장에 들어가려 하고 있다.

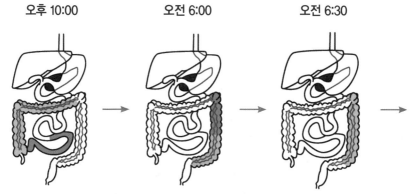

오후 10:00	오전 6:00	오전 6:30

① 아침 잔류물이 배설되었다(취침 전에 배변).
② 점심 잔류물은 대장 속을 진행하고 있다.
③ 저녁 잔류물이 대장으로 들어가려 하고 있다.

2일째의 아침, 저녁 잔류물이 하행결장과 S상결장 속에 있으며 배설 준비가 갖춰져 있다.

① 기상 후, 30분이 지나자마자 배변하였다.
② 지난밤 저녁 잔류물이 하행결장에 남아 있다.

오전 8:00

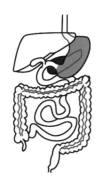

장이 완전히 비어 새로운 식사를 받아들일 준비가 되었다.

1일 1배변

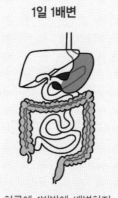

하루에 1번밖에 배변하지 않을 때의 대장 상태. 6회분의 식사 잔류물이 쌓여 있다.

만성 변비

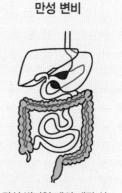

만성 변비일 때의 대장 상태. 쌓여 있는 식사의 잔류물은 9회분 이상이다.

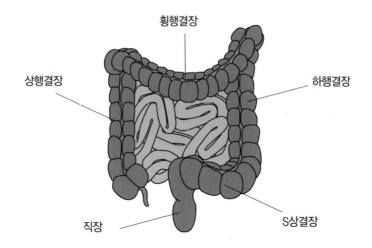

횡행결장

상행결장

하행결장

직장

S상결장

상결장 속에 머무는데, 이 부위에서 부패하는 노폐물에는 악성 병원균이나 세균류가 증식한다. 대장 끝부분에 있는 S상결장은 직장과 연결된 부위다. 쉽게 생각하면 똥배가 나온 부위라고 보면 된다. 그림에서 보는 것과 같이 S상결장 부위는 곡선으로 휘어지는데, 여기에 변이 차면 찰수록 똥배가 더 나온다.

대장에는 배설 기관으로 쓰이는 점막이 있다. 이 점막이 제 기능을 하지 않으면 노폐물이 점막에 축적되어 독소를 품게 된다. 점막에 축적된 독소는 식이섬유와 물을 많이 섭취해 몸 밖으로 최대한 빨리 빼내야 한다. 인공적인 음식이 아닌 자연에서 나는 클린한 음식을 적정량 먹고 신선한 물과 식이섬유를 먹으면 장 점막 상태를 깨끗하게 유지할 수 있다. 그뿐만 아니라 장운동을 촉진해 영양 공급과 혈액을 정상화할 수

인생이 바뀌는 바디리셋

있다.

우리는 대부분 어렸을 때 장에 대해 제대로 교육받지 못해 '규칙적인 배변'의 중요성을 알지 못한다. 그래서 규칙적으로 식사하고 규칙적으로 장을 비우는 일을 등한시한다. 잘 먹고, 잘 싸고, 잘 자는 것이 건강의 가장 기본임에도 말이다.

우리 센터 회원들의 경우 처음에는 대다수가 변비로 고생하는 상태에서 찾아온다. 두통, 무기력, 피곤, 짜증, 복부팽만감 등의 원인은 대부분 변비인데, 그 사실을 모르는 사람들이 너무나도 많다. 내가 회원들의 증상이 변비로 인한 것이라고 얘기하면 다들 깜짝 놀란다. 현대인들은 먹는 것만큼 중요한 배출에 대해서 무관심하다. 흔히 변비라고 하면 3~4일 혹은 1주일 이상 변을 못 보는 것이라고 생각한다. 자신이 먹은 양보다 더 적게 배출되고 나머지가 장내에 머물고 있다면 그것 또한 변비다. 이럴 때면 나는 회원들에게 장을 비우도록 코칭한다. 건강을 위해 진짜 중요한 배설의 생리적인 욕구를 참거나 방치하지 않도록 지도한다.

어찌 보면 배출하는 것도 먹는 것만큼 중요하다. 잘 비워야 잘 흡수하기 때문이다. 먹방을 보고 맛집을 검색하면서 '오늘은 뭘 먹을까?'라고 생각하는 것처럼, '오늘은 어떻게 비워낼까? 언제 비울까?'를 생각한다면 건강한 삶으로 이어질 수 있다.

장내 환경을 개선하지 않으면
밑 빠진 독에 물 붓기다

"원장님, 저 요즘 아침에 눈 뜨면 이유 없이 너무 짜증나고 우울해서 출근하기도 싫어요. 어쩌죠?"

"어제 뭐 드셨나요?"

"아니, 그게 아니라 그냥 기분이 우울해요. 못 먹어서 우울한 게 아니고요."

"네, 그러니까 뭐 드셨어요? 전부 말해보세요."

"원장님이 먹으라고 하는 클린한 음식으로 완벽하게 먹었고, 물은 바빠서 500ml 정도밖에 못 마셨어요. 그래도 커피는 한 잔만 먹고 그 대신 차를 많이 마셨어요. 저 잘했죠?"

"회원님, 물을 적게 마시고 차를 많이 마신 것이 우울의 원인입니다. 차는 물이 아니에요. 지난 이틀 정도 물 섭취량이 현저히 떨어진 걸 보면 배변 상태가 원활하지 않으신 거 같습니다. 물을 안 마시면 변비의 원인이 되고 몸에 변이 가득 차 있으면 우울해질 수밖에 없습니다."

요 며칠 갑자기 우울해졌다는 회원의 말에 최근 먹은 음식과 수분 섭취량을 체크해봤다. 회원은 못 먹어서 우울한 게 아니라 기분이 우울한 거라고 얘기했다. 연거푸 먹은 음식을 되묻자 회원은 요 며칠 먹은 음식들을 줄줄이 얘기했다. 식사는 코칭받은 대로 클린한 음식으로 잘 챙겨 먹고 있었지만 물 섭취량이 극도로 적었고 대신 커피나 차를 물처럼 마시고 있었다. 커피나 차는 물이 아니다. 당연히 정화 작용을 제대로 수행할 수 없고, 장내에 변이 가득 차 세균이 증식하며 변비가 생길 수밖에 없다.

평균적으로 장 속에 살고 있는 '해로운 세균'의 비율은 장내 세균의 50%에 달한다고 한다. 특히 대장균은 좀비같이 가장 나쁜 반응을 일으킨다. 대장균 근처에는 나쁜 세균이 더 많이 모여 있고, 좋은 균도 나쁜 균으로 오염시킨다. 현대인의 장은 이러한 해로운 균이 살아가는 데 매우 최적화되어 있다. 해로운 세균 무리에 거대한 번식 장소를 제공하는 셈인 것이다. 마치 영화에 등장하는 에이리언이 인간을 숙주로 삼아 활동하는 것처럼 해로운 세균에게 장을 잠식당했다고 생각하면 된다.

우리 장에는 유익균과 유해균이 있는데, 유익균이 우세한 환경이 되어야 장이 건강하게 제 역할을 할 수 있다. 유익균이 우세한 환경이 무너지면 유해균이 필요 이상 증식하며 여러 가지 문제가 나타난다. 우선 면역계가 제대로 작동하지 않아 면역력이 약해지거나 지나치게 강해져 문제를 일으킨다. 필요한 영양소와 에너지를 제대로 생성하지 못하거나 각각의 장기에 적절히 공급하지 못하기도 한다. 이로 인해 쉽게 피로하거나, 장기 하나하나가 맡은 역할을 제대로 수행하지 못하기도 한다.

간과해서는 안 될 것이, 변비로 인해 노폐물과 찌꺼기를 배출하지 못하면 몸 안의 독소가 혈액으로 재흡수되어 염증 수치가 엄청나게 올라가며 몸이 무거워진다는 것이다. 그러면 컨디션이 다운되고 우울감이 찾아온다. 원활하지 못한 배출 과정에서 생긴 우울감은 배출만 제대로 하면 다행히 간단하게 해결된다. 나는 바디리셋 과정에서 회원들이 우울, 짜증을 호소하면 반드시 언제 배변했는지 확인한다.

에너지로 활용되지 못한 자원은 그대로 체지방으로 저장되어 비만의 원인이 되기도 한다. 뿐만 아니라 장의 아주 기본적인 기능인 소화와 배출마저 제대로 이루어지지 않아 체내에 노폐물과 독소가 쌓이면 비만은 물론 각종 질병을 유발하기도 한다.

우리 몸은 정교한 시계 부품과도 같다. 시계태엽이 서로 딱 맞물려 각자 맡은 기능을 하면서 돌아가야 초침, 분침, 시침이 제대로 작동하듯 우리 몸의 위장, 소장, 대장도 각각 잘 움직여야 모든 신체 기관이 제 역할을 수행할 수 있다. 장이 제 기능을 잘하려면 장내 유익균이 증식할 수 있는 좋은 환경을 만들어야 한다. 유익균 증식에 도움이 되는 음식을 꾸준히 섭취하고 깨끗한 장내 환경을 만들어주면 우리 몸의 순기능을 되살릴 수 있음을 명심하자.

유익균이 좋아하는
환경으로 바꿔라

"원장님, 저는 달달한 음식이 없으면 도대체 일에 집중이 안 돼요. 일단 참아보긴 하는데요, 일에 집중이 하도 안 되니까 결국엔 초콜릿이나 쿠키 같은 걸 먹거든요."

"장 속 유해균에 지배당하고 있는 겁니다."

"유해균이요? 그럼 어떻게 해야 하죠?"

"유해균이 아닌, 유익균이 잘 살 수 있는 장내 환경으로 바꿔야죠."

20대 여성 회원이 일하는 내내 머릿속에 온통 달달한 음식 생각뿐이라며 고민을 토로했다. 분명히 점심을 든든하게 먹었는데도 머릿속에서 프라푸치노, 바닐라라떼, 초콜릿, 쿠키, 도넛 등 단 음식이 자꾸 생각나고 그 생각을 멈출 수 없는 자기 자신이 원망스럽다고 했다. 그녀가 이토록 단 음식을 찾는 이유는 유해균이 우세한 장내 환경을 갖고 있기 때문이다.

유익균이 잘 살 수 있는 환경을 만들어야 몸의 순기능을 되살리고 비만에서 벗어날 수 있다. 하지만 현대인들의 장내 환경은 유익균보다 유해균이 좋아하는 환경인 경우가 많다. 가장 큰 문제는 유해균이 좋아하는 음식을 자주, 많이 섭취한다는 것이다. 장내 유해균은 신선하지 않은 음식, 당이 높은 음식, 기름지고 자극적인 음식, 여러 가지 가공을 거친 가공식품을 좋아한다. 이런 음식이 주기적으로 들어가면 유해균 수가 폭발적으로 늘어나 결국 유익균이 살 수 없는 환경이 된다.

유해균은 유익균보다 증식이 훨씬 더 쉬워서 한번 우세를 점하면 걷잡을 수 없다. 무엇보다 끊임없이 당도 높은 음식을 요구하고, 혈당을 높여 배고픔을 야기하고, 장내에 독소를 쌓이게 한다. 마치 장내 유해균이 내 몸의 주인이 된 것처럼 우리를 조종한다. 그래서 장내 유해균이 많으면 내가 내 몸의 주인으로 살기 어려워진다. 아무리 좋은 음식을 먹으려고 노력해도 결국 유해균이 좋아하는 달달한 간식과 자극적인 음식만 찾게 된다. 먹으면 살찌고 건강에 해롭다는 걸 알지만, 유해균이 끊임없이 신호를 보내기 때문에 음식에 대한 자기 결정권이 없어진다. 한마디로 유해균의 종살이를 하게 되는 셈이다. 유해균의 종으로 살아갈지, 유익균을 증식해 내 몸의 주인으로 살아갈지는 본인이 먹는 음식으로 결정된다.

답은 정해져 있다. 누가 유해균의 종으로 살고 싶겠는가? 내 몸의 주인으로 사는 것이 더 건강하고 가치 있는 건 두말하면 잔소리다. 그러니 유익균이 많은 몸으로 바꾸어야 하고 그러려면 우선 섬유질을 꾸준히 섭취해야 한다. 섬유질은 유익균이 가장 좋아하는 먹잇감이다. 유익균은 먹잇감만 충분해도 활발하게 번식한다. 무엇보다 유익균이 많아지면 상대적으로 유해균 수가 감소하고 유해균의 활동도 억제된다. 유익균이 우세한 환경이 되는 것이다.

일부 사람들은 유해균이 단백질 성분을 좋아하니 육류 섭취를 줄여야 한다고 주장하기도 한다. 하지만 우리 몸의 필수 영양소인 단백질의 경우 반드시 동물성과 식물성을 둘 다 섭취해야 한다. 최소한의 양념과 조리법으로 클린한 단백질을 섭취하고, 소시지나 패킹 닭가슴살 같은 가공육을 피하면 된다. 나는 고기를 먹기 전에 항상 충분한 물과 유산균을 챙겨 먹고, 신선한 쌈 채소와 함께 마음껏 즐긴다.

깨끗한 장내 환경, 즉 유익균이 좋아하는 환경을 만들기 위해 필수적으로 섭취해야 하는 것은 물, 식이섬유, 유산균이다. 이 세 가지는 우리 장을 깨끗하게 세척하고 닦아내는 작용을 한다. 기름기와 양념 범벅인 식기를 깨끗하게 닦기 위해 물, 수세미, 세제가 필요한 것처럼 장을 순환시키고, 유해균을 억제하고 배출하기 위해 물, 식이섬유, 유산균은 꼭 필요하다.

인생이 바뀌는 바디리셋

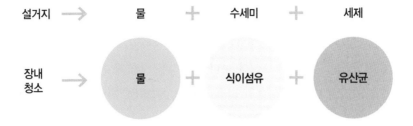

이 세 가지는 바디리셋 프로그램을 진행할 때 꼭 섭취해야 하는 것
이기도 하다. 회원들이 바디리셋 과정을 진행하며 가장 많은 피드백을
보내는 것은 배출과 관련한 내용이다. 나는 바디리셋을 진행 중인 회원
과 아침부터 저녁까지 똥 이야기를 정말 적나라하게 한다. 내가 회원에
게 직설적으로 똥 이야기를 물어보면 처음에는 민망해하다가 나중에
는 언제 그랬느냐는 듯 웃으면서 아주 구체적으로 묘사까지 한다. "1일
2똥으로 너무 행복하다, 심봤다, 변기가 넘칠 것 같다, 똥 싸기 위해 하
루를 집중한다, 똥 싸고 나면 살 빠져서 너무 좋다, 이렇게 똥 잘 쌀 때
마다 자긍심이 올라온다, 황금색의 바나나 똥을 뽑다니 내가 너무 자랑
스럽다…." 등등 배변 상태가 달라지고 있다는 반응이 폭발적이다. 배
변 활동이 원활하게 이루어진다는 것은 그만큼 장내 노폐물과 독소가
잘 빠져나가고 있다는 얘기다.

변비인 사람들은 예민하고 우울감을 자주 느끼는 공통적인 특징이
있다. 그중에서 한 회원은 다른 회원보다 유독 자주 우울해했는데, 자
세히 살펴보니 우울감을 호소하는 주기가 있었다. 주로 주말을 지내고
화요일과 수요일 사이에 우울하다고 연락이 왔다. 그 회원이 먹은 음식

과 물 섭취량을 살펴보니 주말에 평소보다 많이 먹었고 상대적으로 물은 적게 먹었다. 주말이 지나고 월요일과 화요일에는 늘 변을 못 보니까 항상 몸이 부었고, 그러다 보니 우울감을 느끼게 된 것이었다. 우울감과 배변은 밀접한 영향이 있다. 음식을 먹은 후 찌꺼기를 몸 밖으로 배출하지 못하면 독소가 몸속에 쌓여 기분이 우울해진다. 이것이 바로 앞에서 언급한 자가 중독 현상이다.

이 회원에게 식이섬유와 유산균을 충분한 물과 함께 섭취하도록 했다. 장 활동을 촉진하는 운동도 병행하게 했다. 이렇게 몇 회 반복하니 회원은 쾌변에 성공했고 그 후 활짝 웃으며 고맙다고 연락해 왔다. 아기들을 보면 우유를 먹고 칭얼대며 울다가도 황금변을 보고 나면 언제 그랬느냐는 듯 새근새근 잠을 잘 잔다. 그 이유도 안에 노폐물이 쌓여 있으면 속이 더부룩하고 가스가 차면서 짜증이 나는데, 배변으로 문제를 해결했기 때문이다.

우리가 섭취한 음식은 소화를 거쳐 영양분으로 흡수되고 나머지는 세균, 노폐물, 독소와 함께 변으로 배출된다. 실제로 배출하는 대변의 2/3는 세균이다. 물론 이 안에는 유익균과 유해균이 모두 포함되어 있다. 대변의 양이 많다는 것은 그만큼 우리 몸속 유해균이 많이 배출됐다는 긍정적 결과다. 같이 빠져나간 유익균이 있더라도 좋은 음식과 유산균으로 다시 보충하면서 장내 환경만 잘 유지한다면 걱정하지 않아도 된다. 대변 상태가 부드럽고, 양이 많고, 규칙적이라면 지금 최상의 장 컨디션을 유지하고 있다는 얘기다.

원활한 배변 활동으로 몸이 가벼워지는 것은 단순히 체중이 감소하는 효과뿐만 아니라, 사실상 장내 환경이 깨끗하게 변화하고 있음을 나타내는 반가운 결과다.

다이어트의 적은 지방이 아니라 당이다

"원장님, 큰일 났어요! 회식하러 왔는데 차돌박이 전문점이에요! 어쩌죠?"

"오! 차돌박이 맛있죠."

"네? 차돌박이는 기름 덩어리인데요?"

"괜찮습니다. 고기는 150g, 즉 1인분만 드시되 소금 기름장에 찍어서 꼭 쌈 채소에 싸드세요. 아, 김치나 절임류 반찬, 후식으로 나오는 된장찌개에 밥이나 냉면은 먹지 마세요. 곁들여 나오는 계란찜까지는 괜찮습니다. 맛있게 드세요!"

"회식 와서 혼자만 먹지 못하고 분위기 망칠까봐 엄청 걱정했는데 원장님 덕분에 좋은 시간을 보낼 수 있겠네요. 감사합니다!"

푸드코칭을 받고 있는 한 회원이 다급하게 연락해 왔다. 차돌박이가 기름이 많은 부위인데 먹어도 되느냐는 질문이었다. 회원들은 이렇게 종종 삼겹살을 먹어도 되는지, 차돌박이를 먹어도 되는지, 주로 기름진 메뉴를 선택해야 할 때 다급하게 연락하곤 하는데, 그럴 때마다 나는 걱정하지 말고 맛있게 즐기라고 말하며 몇 가지 팁을 준다. 우리를 살찌게 만드는 주범은 지방이 아니기 때문이다.

우리가 필수적으로 섭취해야 하는 3대 영양소는 단백질, 지방, 탄수화물이다. 이 중에서 지방은 크게 불포화지방산과 포화지방산으로 나뉜다. 올리브오일, 아보카도오일, 코코넛오일 등 식물성 지방과 생선 등의 일부 동물성 지방에는 불포화지방산이 많고, 고기나 버터 등 동물성 지방에는 포화지방산이 많다. 흔히 식물성 지방은 좋은 지방, 동물성 지방은 나쁜 지방으로 인식되다 보니, 식단 관리를 하는 이들은 동물성 지방을 무조건 금해야 한다고 오해하곤 한다.

하지만 사실은 다르다. 적정량의 지방은 우리 몸에서 유용한 에너지원으로 사용되고, 단백질이나 면역력 형성에 도움이 된다. 탄수화물이 우리 몸에서 빠르게 연소되는 것에 비해 지방은 연소 속도가 느리고 일정하기 때문에 공복감이 더 늦게 찾아온다는 장점도 있다. 다만 튀김, 도넛, 팝콘, 마가린 등 식물성 지방을 가공하는 과정에서 생기는 트랜스지방은 혈관은 물론 장벽을 손상시키고 심혈관 질환이나 뇌졸중 발병 위험을 높이기 때문에 철저히 금해야 한다.

지방은 죄가 없다. 오래전부터 뱃살의 주범으로 여겨져 왔지만, 지방 입장에서는 그야말로 억울한 누명이다. 기름 자체가 살찐다는 인식부터 버려라. 필요 이상 지방을 섭취하면 설사 형태로 대부분 배출되며 몸에 쌓인 나쁜 기름은 좋은 기름을 꾸준히 섭취해 닦아내면 그만이다.

어쩌다가 한 번씩 먹는 고기 기름을 지나치게 걱정할 필요는 없다. 지방이 많이 붙어 있는 고기나 겨울철에 나오는 과메기를 과하게 먹고 그날 밤이나 다음 날 아침에 폭풍 설사를 했던 기억이 누구나 한 번쯤은 있을 것이다. 지방을 과하게 섭취하면 몸의 배출 기능이 가동되어 설사를 하게 된다. 이처럼 과도하게 섭취한 육류의 지방이나 기름진 생선의 지방은 몸의 메커니즘에 의해 배출되기 때문에 걱정할 필요가 없다.

물론 고기나 생선을 과하게 먹어도 설사하면 그만이니 마음껏 먹으라는 말이 아니다. 많이 먹으면 위장에 부담을 주고 장이 쉴 없이 운동하여 몸이 피곤해진다. 육류는 채소에 비해 소화 과정에서 독소 배출도가 높아 나른해지기도 한다. 모든 것이 과유불급이라고 했다. 내장이 건강하게 활동하기를 원한다면 적정량을 먹기 바란다.

우리는 색조화장을 지울 때 유분기 높은 크림 타입의 클렌저나 클렌징오일을 이용해 별도로 닦아낸다. 기름을 가장 효과적으로 닦을 수 있는 것은 기름이기 때문이다. 정제 탄수화물과 당과 나쁜 지방으로 인해 쌓인 기름기는 좋은 지방으로 닦아내야 한다. 들기름, 올리브오일, 아보카도오일, 코코넛오일 등 식물성 지방을 꾸준히 섭취하면 동물성 지방을 깨끗이 닦아낼 수 있다.

오히려 더 경계해야 하는 것이 과잉 탄수화물 섭취다. 탄수화물 자체는 죄가 없다. 많이 먹었을 때 문제가 된다. 탄수화물을 과도하게 섭취하면 체내에선 인슐린이 분비되고, 이 과정에서 과도하게 섭취한 탄수화물이 지방으로 전환되어 체내에 쌓인다.

따라서 무조건 지방을 제한하기보다는 탄수화물 섭취량을 줄이는 것에 더 집중해야 한다. 탄수화물을 줄이고 대신 좋은 지방이 풍부한 음식을 먹으면 인슐린 분비가 줄고 혈당이 정상적으로 유지될 뿐 아니라 체지방을 에너지로 사용해 살을 뺄 수 있다.

166cm, 64kg의 40대 중반 여성 회원이 있었다. 아이디어를 짜내는 광고를 만들어내는 직업이라 뇌 사용량이 다른 사람들보다 월등히 높다 보니, 당연히 달달한 간식을 끊지 못하는 생활습관을 가지고 있었다. 이 회원에게 처방한 코칭은 1일 탄수화물 양을 50~80g으로 제한하라는 것이었다. 그런데 식사를 제한하면 공복감이 몰려와 자꾸 단 음식이 생각난다고 했다.

"원장님, 저 지금 방울토마토나 고구마를 먹어도 될까요? 식사한 지 얼마 안 됐는데 너무 배가 고파요."

"목축 무염버터를 작게 잘라서 두 조각만 드세요."

"네? 버터요? 살찌지 않나요?"

"괜찮습니다. 목축 무염버터를 먹고 나면 포만감이 느껴지실 거예요."

회원은 나의 코칭을 신뢰하고 배가 고플 때는 간식으로 버터를 소량 먹었다. 결과는 대성공이었다. 목축 무염버터가 주는 포만감으로 배고픈 오후 시간을 거뜬히 넘길 수 있었고 저녁식사의 폭식도 막을 수 있었다.

지방의 순기능을 제대로 알지 못하는 사람일수록 지방을 다이어트의 적 또는 뱃살의 주범으로 여기며 무조건 경계한다. 반면 생과일을 갈아 만든 주스나 제철 과일, 현미밥, 잡곡밥, 고구마, 감자 등은 다이어트식으로 생각하고 부담 없이 즐긴다. 하지만 단당류, 다당류를 떠나 탄수화물을 많이 먹으면 무조건 살찔 수밖에 없다. 탄수화물 중에서 특히 단맛을 가진 과일이나 탄수화물 함량이 높은 뿌리채소류는 섭취량

■ 지방의 종류

지방의 종류	의미	음식 종류
포화지방 ☺	상온에서 고체나 반고체 상태인 동물성 지방이 대부분.	소기름, 돼지비계, 버터 등
불포화지방 ☺	상온에서 보통 액체 상태이고, 오메가3와 오메가6 등이 해당. 식물성 지방과 일부 동물성 지방이 포함.	• 식물성: 옥수수기름, 올리브 오일, 들기름, 참기름, 아보카도 오일, 코코넛 오일, 견과류(호두, 땅콩, 잣 등) 등 • 동물성: 등 푸른 생선 (고등어, 꽁치, 참치, 삼치) 등
트랜스지방 ☹	액체 상태의 식물성 지방을 가공하는 과정에서 변형된 지방으로 비만과 혈관질환 유발.	마가린, 쇼트닝, 튀김, 도넛, 팝콘 등

에 더욱 주의해야 한다.

분명히 말하지만 우리가 일상생활을 하며 건강하게 살아가기 위해서는 단백질, 지방, 탄수화물 모두 필요하다. 탄수화물을 경계해야 한다고 해서 완전히 금지해야 하는 것은 아니다. 다만, 하루에 섭취하는 탄수화물 양에는 반드시 제한을 둬야 한다. 제한은 일일당 섭취량을 50g에서 최대 80g(*PART3의 240쪽 탄수화물 함량 참조)으로 맞추면 된다. 이 안에서 자유롭게 섭취하면 되지만 저녁에는 과일, 정제당을 포함한 탄수화물을 모두 금지하는 것이 좋다.

가공식품을 끊어내라

바디리셋 프로그램을 진행하기 전에는 심신이 모두 지치고 무거운 상태였어요. 조금만 움직여도 어지럽거나 힘이 들었죠. 컴퓨터 작업이 많은 직업이라 앉아 있는 시간이 많다 보니 항상 어깨나 목이 뭉치고 조금만 걸어도 발목이 아팠어요. 어느 순간부터 먹는 게 유일한 낙이 되어 간식을 입에 달고 살았어요. 아침에 일어나자마자 눈에 보이는 음식들을 먹기 시작해서 자기 전에는 달달한 아이스크림으로 하루를 마무리했죠. 항상 소화가 안 되어 속이 더부룩하고 변비와 설사가 반복되는 패턴이었어요. 그 사이 살은 10kg이 넘게 쪄버렸고, 전형적인 '관리 안 하는 40대 아줌마'의 몸이 되어버렸어요. (천진화 님)

가공식품이 비만, 당뇨, 심혈관계 질환, 치매, 암 등의 발병 가능성을 높이는 것은 이미 잘 알려진 사실이다. 하지만 일상에서 느끼는 여러 가지 불편감도 가공식품에 의한 것이라는 사실을 모르는 경우가 많다. 아침이면 몸이 붓거나, 설사와 변비를 반복하거나, 배고픔을 금방 느끼거나, 소화가 안 되거나, 몸의 순환이 잘 이루어지지 않는 등의 반응은 모두 가공식품으로 인해 내 몸이 오작동을 일으키는 것이다. 이런 오작동의 원인을 모른 채 그대로 방치하거나, 해결 방법을 전혀 엉뚱한 방향에서 찾는다면 결국 비만으로 이어질 수밖에 없다.

가공식품에 들어가는 각종 화학첨가물은 우리 몸의 호르몬 분비를 교란하고 신진대사를 방해한다. 빠르면 단 며칠 만에도 장내 미생물 균형을 바꿔버려 유해균이 우세한 장내 환경을 만들어버리기도 한다. 가공식품의 지속적인 섭취로 비롯된 인체의 여러 가지 부작용과 오작동을 멈추기 위해서는 가공식품의 폐해를 제대로 인지하고 끊어내려는 노력이 반드시 필요하다.

가공식품의 대표적 첨가물인 감미료는 제로칼로리 음료나 무설탕 식품 등에 포함되어 있다. 액상 과당이나 아스파탐, 사카린, 수크랄로스와 같은 인공감미료의 경우 설탕이 아니라고 해서 절대 안심할 수 없다. 액상과당은 체내에서 흡수해도 설탕과 달리 탄수화물계가 아니어서 우리 몸에서 인슐린을 분비하지 않는다. 때문에 포만감을 느끼게 하는 렙틴 호르몬이나 공복감을 느끼게 하는 그렐린 호르몬 조절에 문제를 일으키는데, 이는 과식과 폭식의 원인이 된다. 인공감미료 역시 당도는 높지만 열량이 없기 때문에 우리 뇌는 혼란에 빠진다. 단맛을 인지했음에도 열량과 혈당 변화가 없으니, 뇌는 이것을 식욕을 높이라는 신호로 받아들여 충분히 음식을 섭취했는데도 배고픔을 느끼게 만든다.

기름과 물이 서로 분리되지 않고 안정적으로 섞이게 하는 유화제 역시 문제가 된다. 여러 연구에서 유화제가 장내 미생물의 다양성을 축소한다고 발표한 바 있다. 특히 유익균인 박테로이데스를 감소하고 유해균인 대장균, 살모넬라, 비브리오, 헬리코박터 등을 증식해 유해균이 우세한 환경을 만든다. 이렇게 장내 미생물의 균형이 깨지면 대사 질환 및 염증성 장 질환으로 인한 만성적인 변비나 설사를 유발하기도 한다.

이 밖에도 식품의 갈변을 방지하는 아황산나트륨을 과량 섭취하면 두통, 복통, 메스꺼움 등이 나타날 수 있고 위점막을 자극해 소화도 어려워진다. 민감한 사람이라면 알레르기 반응이나 가려움증이 나타날 수도 있다. 향미증진제인 MSG가 다량 첨가된 식품도 마찬가지다. 이런 식품은 두통이나 메스꺼움을 불러일으키고 신경조직에 흡수될 경우 신경 세포막을 파괴할 염려가 있다. 최근에는 MSG가 유해한 첨가제가 아니라는 의견이 새롭게 대두되고 있지만 화학첨가물은 화학첨가물일 뿐이다. MSG가 가득한 음식을 먹고 나서 소화가 안 되거나 속이 더부룩하고 몸이 붓는 반응을 주위에서 어렵지 않게 찾아볼 수 있다.

화학첨가물은 그 자체로 여러 가지 부작용을 지니고 있기 때문에 우리 몸은 화학첨가물을 독소로 인식한다. 우리 몸은 외부에서 독소가 들어오면 세포 안에 수분 보유량을 늘려 독소를 중화한다. 때문에 식품첨가물을 많이 먹으면 먹을수록 세포는 물을 더 많이 끌어들여 해독하려 노력한다. 하지만 결국 해독이 아닌 부종이 되고 만다. 자고 일어나면 늘 얼굴이 붓거나, 저녁이면 종아리가 퉁퉁 붓는 원인은 바로 가공식품의 첨가물 때문이다.

첨가물이 들어간 음식이라고 하면 흔히 라면, 냉동 만두, 냉동 피자 등 대량 생산된 음식을 떠올리는데, 의외로 식당에서 사먹는 음식도 많이 포함된다. 클린푸드에 대해 잘 모르던 시절에는 나도 외식을 즐겼다. 휴일에 동료 트레이너와 등산을 가기로 약속하고, 전날 쌀국수 전문점에 가서 뜨끈한 쌀국수를 저녁으로 먹고 헤어졌다.

다음 날 일어나니 종아리가 퉁퉁 부어서 다리가 끊어지도록 아팠다. 등산하기로 약속한 터라 퉁퉁 부은 다리를 이끌고 약속 장소로 갔다. 전날 쌀국수를 먹어서 다리가 엄청 아프다고 동료 트레이너에게 말했더니 자기도 다리가 퉁퉁 부어 아침에 못 올 뻔했다고 말했다.

얼핏 생각하면 쌀국수는 양념이 세지 않아 건강한 음식이라고 생각하기 쉽다. 하지만 쌀국수의 면은 압축 정제된 가공 탄수화물이고 감칠맛을 내기 위해 육수에 과량의 MSG가 들어간다. 종아리 통증은 나쁜 음식과 연결되어 있다. 평소에 종아리가 잘 붓고 몸에 부종이 심하다면 나도 모르게 첨가물을 많이 먹고 있는 건 아닌지 체크해 보아야 한다.

화학첨가물의 부정적인 영향을 모르거나 무시한 채 자극적인 맛과 편리함에 이끌려 가공식품을 선택하는 사람들이 부지기수다. 앞에서 열거한 일상에서 느끼는 여러 가지 불편감은 단순히 피로하거나, 예민하거나, 활동량이 부족하거나, 스트레스 때문에 나타나는 증상이 아니다. 바디리셋 프로그램을 진행하며 가공식품을 끊고 클린푸드를 섭취하면 빠르면 3~4일 안에도 여러 가지 증상이 눈에 띄게 개선된다.

자꾸만 오작동하는 기계를 정상적으로 작동하는 가장 확실한 방법은 초기화하는 것이다. 균형을 잃은 장내 환경, 원활하지 않은 호르몬 분비와 신진대사를 처음으로 되돌려 좋은 영양분으로 채워나가는 과정. 이것이 바디리셋 프로그램으로 내 몸을 초기화하는 방법이고, 그 과정에서 반드시 필요한 것이 가공식품을 끊어내는 것이다.

건강하게 채우며
영양 시스템 리셋하기

미량영양소 결핍이
비만을 부른다

영양소는 우리가 흔히 알고 있는 탄수화물, 단백질, 지방의 '거대영양소'와 비타민, 미네랄 등의 '미량영양소'로 나눌 수 있다. 미량영양소는 우리 몸 안에서 아주 적은 양이 요구되지만 생명 유지에 꼭 필요한 중요 영양소다. 비타민, 미네랄 등의 미량영양소는 신체의 면역 활동에 관여하고 각종 호르몬 작용과 대사 작용에도 깊게 관여한다. 최근에는 미량영양소가 다이어트의 성공과 실패를 가르는 중요한 영양소로 주목받고 있다.

실제로 미국의 한 대학에서 연구한 결과에 따르면 비만한 사람이 영양 과잉일 것이라고 생각하기 쉽지만, 실제로는 비타민이나 미네랄 등의 미량영양소가 결핍된 것을 확인했다고 밝혔다. 비만한 사람들은 특히 비타민B와 비타민D가 부족한 것으로 나타났다. 정상체중인 사람에 비해 비만한 사람에게서 미량영양소 결핍이 관찰된다는 연구 결과는 미량영양소가 비만과 깊게 연관되어 있다는 것을 시사한다.

비타민B가 부족하면 감정 기복이 심해지고, 집중력이 저하되고, 에너지 대사에 문제가 생겨 운동이나 식이조절을 함에도 불구하고 체중 감량이 더디게 진행될 수 있다. 따라서 체중 조절을 시작한다면 비타민 B 섭취는 필수다. 비타민D 역시 지방세포를 흡수해 노폐물을 배출하고 지방을 에너지로 전환하는 중요한 역할을 한다. 흔히 비타민D를 뼈 건강에만 유익한 영양소로 알고 있는데, 비타민D는 체중 관리를 위해서도 꼭 필요한 영양소다. 하지만 비타민D는 체내에서 생성되지 않아 햇빛을 통해 일상에서 보충해야 한다. 매일같이 자외선 차단제를 꼼꼼하게 바르거나 실내 활동이 많은 현대인들은 비타민D 결핍이 심각하다. 특히나 야외활동이 줄어들고 일조량이 줄어드는 계절에는 더욱 부족해지기 쉬운 영양소가 비타민D다.

이 밖에도 칼슘은 지방과 함께 노폐물을 몸 밖으로 배출하는 역할을 하고 마그네슘은 소화된 음식물을 에너지로 전환하여 잘 사용할 수 있도록 돕는다. 특히 식욕을 조절하는 렙틴의 분비를 촉진하기 때문에 다이어트에 필수적인 영양소로 꼽힌다.

우리 몸의 기능이 원활하게 돌아가기 위해 꼭 필요한 미량영양소가

■ 미량영양소 성분별 효능

성분	효능
비타민A	피부와 점막을 형성하고 기능을 유지한다.
비타민B1	탄수화물과 에너지 대사에 필요하다.
비타민B2	체내 에너지 생성을 돕는다.
비타민B6	체내 단백질 및 아미노산 이용률을 높인다.
비타민B12	체내 엽산 대사를 돕는다.
비타민C	항산화 작용을 하여 유해산소로부터 세포를 보호한다.
비타민D	뼈의 형성과 유지에 필요, 골다공증 발생위험 감소에 도움을 준다.
비타민E	유해산소로부터 세포를 보호한다.
비타민K	뼈를 구성하고 혈액 응고를 돕는다.
나이아신	체내 에너지 생성을 돕는다.
베타카로틴	피부와 점막을 형성하고 상피세포의 성장과 발달을 돕는다.
아연	정상적인 면역기능과 세포 분열에 필요하다.
비오틴	에너지 생성, 탄수화물, 지방, 단백질 대사를 돕는다.
크롬	탄수화물, 지방, 단백질 대사를 돕는다.
판토텐산	에너지 생성, 탄수화물, 지방, 단백질 대사를 돕는다.
셀레늄	유해산소로부터 세포를 보호한다.
망간	뼈를 형성하고 체내 에너지 이용률을 높인다.
마그네슘	에너지 생성, 신경과 근육 기능 유지에 필요하다.
칼슘	뼈와 치아 형성, 신경과 근육 기능 유지, 정상적인 혈액 응고, 골다공증 발생 위험 감소에 도움을 준다.
구리	철을 운반하고 이용하는 데 도움을 준다.
철	체내 산소를 운반하고 혈액 생성을 돕는다.
엽산	세포와 혈액 생성을 돕고 신경관의 정상적인 발달을 돕는다.
요오드	에너지 생성, 호르몬 합성과 신경 발달을 돕는다.

인생이 바뀌는 바디리셋

부족할 경우 식욕이 폭발적으로 증가하거나 식욕 조절 자체가 불가능해지기도 한다. 또 감정 기복이 심해지고 폭식을 유발하기도 한다. 그뿐만 아니라 에너지를 사용하거나 축적하는 대사에 이상이 생겨 체지방이 쌓이고 이는 곧 비만으로 이어진다. 비록 우리 몸에 극소량만이 필요한 미량영양소지만, 이것이 부족하면 아무리 식단을 조절하고 운동을 해도 결코 원하는 만큼 결과를 얻지 못한다.

영양제의 도움으로 부족함 없이 채운다

그렇다면 미량영양소는 어떻게 보충해야 할까? 물론 비타민과 미네랄은 식품을 통해 보충할 수 있다. 하지만 하루 권장량 전부를 식품으로 채우기 위해서는 어마어마한 양을 섭취해야 한다. 예를 들어 비타민C 500mg을 섭취하려면 중간 크기 레몬 7개를 섭취하거나 중간 크기 오렌지나 사과를 11개씩 섭취해야 한다. 비타민B2의 하루 권장량을 채우기 위해서는 버섯 400g이나 우유 7.5L 등을 섭취해야 한다. 영양을 음식만으로 채우는 것은 결코 쉽지 않은 일이다. 말 그대로 식품을 통해 일부를 보충할 뿐이지 하루 권장량 모두를 충족하기는 어렵다.

영양소를 충분히 공급하기 위해서는 시중에 나와 있는 영양제를 적극 활용하는 것도 방법이다. 하루에 필요한 비타민과 미네랄을 한 알에 모두 담은 멀티비타민도 시중에 많이 나와 있고, 여기에 부족하기 쉬운 영양제를 별도로 추가해 섭취할 수도 있다.

영양제는 우리 몸에서 필요로 하는 영양소를 압축해서 담은 것으로, 질병을 치료하는 약물이 아니다. 영양제를 보충한다고 해서 저절로 비만이 해소되거나 체지방이 쑥쑥 빠지는 것도 아니다. 다만 내 몸이 어떤 목적에 따라 잘 돌아가기 위해서는 몸속 장기 하나하나, 세포 하나하나가 정상적으로 제 기능을 유지해야 한다. 그걸 좀 더 간편하고 안전하게 돕는 것이 바로 영양제다.

살을 빼서 건강을 찾는 것도 중요하지만 그 이전에 내 몸이 건강해야 살도 잘 빠진다. 몸이 건강해지고 제 기능을 잘하기 위해서는 영양의 균형이 무엇보다 중요하다. 영양의 불균형을 해소하고 부족한 영양을 빈틈없이 보충하는 것이야말로 성공적인 다이어트의 시작이다.

바디리셋을 진행하다 보면 그 과정에서 다양한 증상이 나타난다. 키와 몸무게가 비슷한 사람이라도 몸 상태가 다르고 환경이 다르기 때문이다. 평소 심한 생리통으로 고생하는 회원이 있었는데, 이 회원은 생리 기간이면 유독 몸이 심하게 붓고 무기력해졌다. 그래서 생리기간 전부터 파우더 형태의 단백질과 멀티비타민을 먹도록 했다. 몸이 붓는 것은 단백질이 부족해서고 생리통은 미량영양소가 부족하면 더 심해지기 때문에 멀티비타민을 먹도록 한 것이다.

그랬더니 두 달쯤 지나 생리기간에 붓는 증상과 무기력한 증상이 모두 사라졌다. 컨디션이 좋아지니 체내 활동성이 증가하고 에너지 소비가 잘되어 체중이 덩달아 빠졌다. 바디리셋 과정에서 식단을 조절하면서 영양제로 부족한 영양 성분을 채우면 다이어트 이전보다 오히려 활력 있게 지낼 수 있다.

바디리셋은 식단조절뿐만 아니라 강력한 운동 처방도 수반한다. 평소에 운동을 잘 안 하다가 전문 트레이너와 함께 하면 근육통을 동반한 피로감이 몰려온다. 평소 잘 하지 않던 운동을 하니 쑤시는 것은 기본이고 '몸에 이상이 생긴 게 아닌가?'라는 생각이 들 정도로 강한 피로감이 몰려올 수도 있다. 이러한 증상은 병이 난 것이 아니라, 운동으로 활동대사량이 늘었기 때문에 몸이 이전보다 더 많은 영양이 필요하다고 신호를 보내는 것이다.

운동 후에 몸이 쑤시고 근육통으로 힘들 때는 염증 완화에 도움이 되는 오메가3와 미세하게 상처 입은 근육에 새 살을 돋게 하는 양질의 단백질을 많이 먹고 비타민을 평소보다 두 배, 세 배로 섭취해야 한다. 피곤하다는 것은 몸에 영양과 휴식이 필요하다는 신호다. 그리고 충분한 수면을 취해야 한다. 이렇게 충분히 영양을 채우고 휴식을 취하면 몸은 언제 그랬느냐는 듯이 활기를 되찾는다. 날씬하고 건강한 몸을 만들기 위해서는 잘 비우는 것도 중요하지만 비워낸 자리를 좋은 영양으로 채우는 것도 매우 중요하다.

정해진 시간에 좋은 것만 먹는다

빵과 떡 등 탄수화물 음식을 매일 먹었고 치즈, 우유와 같은 유제품도 좋아했어요. 무엇보다 달달한 케이크와 초콜릿, 아이스크림을 거의 온종일 입에 달고 살았어요. 간식을 많이 먹는 것도 문제였지만 식사 습관도 엉망이었죠. 잦은 야근과 바쁜 업무로 늦은 저녁식사는 기본이었고 야식도 잦았어요. 그로 인한 만성 소화불량과 피로가 겹쳐 아침에 일어나는 게 큰 고통이었죠. 더구나 작심삼일과 의지박약으로 운동과 식단은 엄두도 내지 못하는 상태였어요. 하지만 늘어가는 체중과 참기 힘든 허리통증으로 살기 위해 뭐라도 해야 했기에, 바디리셋을 시작하면서 우선 불규칙한 식습관부터 고쳐나갔어요. 아침, 점심, 저녁을 딱 정해진 시간에만 먹었어요. 원래 배고픔을 전혀 참지 못하고 조금씩 자주 먹는 식습관을 가지고 있었는데 규칙적인 식습관으로 바꾸고 나서부터 신기하게도 허기진 게 덜해졌고, 무엇보다 먹고 싶은 요구를 자제할 수 있는 엄청난 인내심이 생겼어요. 식욕을 자제할 수 있다는 게 그저 놀라울 따름이에요. (김수연 님)

센터를 찾는 회원들의 공통적인 특징 중 하나는 식사를 규칙적으로 하는 경우가 적다는 것이다. 일에 쫓겨서 식사를 거르는 경우도 많고, 먹을 수 있을 때 몰아서 먹거나, 시간이 날 때마다 조금씩 계속 먹는 사람도 많다. 이런 식습관을 가진 사람들은 대부분 간편하게 먹을 수 있는 가공식품이나 김밥, 샌드위치, 빵, 분식 등의 메뉴를 선호하는 편이다.

식습관만 보면 그야말로 총체적 난국인 사람들이다. 건강에 이롭지 않은 음식을 섭취하는 것만으로도 모자라 불규칙한 식습관까지, 그야말로 식습관을 모조리 뜯어고쳐야 하는 경우라고 할 수 있다. 이들에게는 딱 두 가지 미션이 주어진다. 하나는 아침, 점심, 저녁을 정해진 시간에 먹는 것이고, 다른 하나는 최대한 건강한 음식을 먹는 것이다. 식사 시간은 개인 스케줄에 따라 조금씩 차이가 있지만 최대한 아침 7~8시, 점심 11~12시, 저녁 5~6시를 맞추라고 코칭한다. 공복시간도 최대

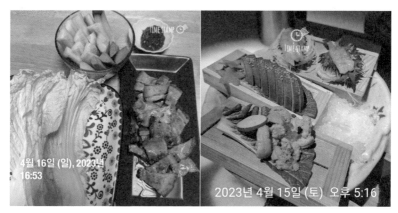

4월 16일 (일), 2023년
16:53

2023년 4월 15일 (토) 오후 5:16

오후 6시를 넘기지 않는 식사 시간

4~5시간을 넘지 않도록 당부한다.

다이어트에서 규칙적인 식습관은 식사 메뉴만큼이나 중요하다. 우리 인간의 뇌는 식사 시간의 패턴을 기억한다. 불규칙한 식습관이 이어지면 다음 기아에 대비해 에너지가 공급될 때 에너지 소비를 최대한 줄이고 나머지를 지방으로 저장하기 때문에 살이 찔 수밖에 없다. 또 끼니를 거르면 다음 식사에 과식이나 폭식을 하게 되고, 다음 식사가 미뤄지면서 늦은 저녁 식사로 이어지게 된다. 반대로 규칙적인 식습관을 갖게 되면 포만감과 공복감을 느끼는 호르몬이 정상적으로 작동해 식욕을 조절하기가 쉬워진다.

음식을 많이 먹지 않고 조금씩 자주 먹는데 군살이 붙고 자주 피곤하다고 말하는 회원이 있었다. 나는 이 회원에게 질문을 하나 던졌다.

"회원님, 혹시 일할 때 한 번에 집중해서 일하고 끝내는 것을 좋아하세요? 아니면 회원님이 일을 끝낼 만하면 또 일을 주고, 또 끝낼 만하면 일을 준다면 어떨 것 같아요?"

"엄청 피곤하고 짜증나겠죠. 당연히 한 번에 집중해서 일하고 쉬는 게 좋죠!"

"회원님 몸도 그렇습니다. 회원님처럼 찔끔찔끔 자주 먹는 분들은 몸이 쉴 시간이 없어서 피로도가 높습니다. 그리고 군살이 붙는 탄수화물 위주로 드시는 건 아닌지 체크해보세요."

간혹 "조금씩 자주 먹으면 살이 덜 찌지 않느냐?"라고 묻는 사람들이 있는데 틀린 얘기다. 우리가 일할 때를 생각해보자. 정해진 시간에 일하고 쉬는 시간에 쉬어야 업무도 효율적으로 할 수 있고 휴식도 제대로 취할 수 있다. 쉴 만하면 일을 시키고, 또 좀 쉴 만하면 일을 시키는 것이 얼마나 피로한지 모두 공감할 것이다.

조금씩 자주 먹는 것은 우리 내부 장기를 쉬지 않고 일하게 만드는 것과 같다. 이렇게 쉬지 않고 조금씩 먹으면 인슐린을 분비하는 췌장도 쉬지 않고 일해야 한다. 결국에는 인슐린 분비 기능이 떨어져 혈당 조절 자체가 제대로 되지 않을 수 있다. 식사는 정해진 시간에 하고, 최대한 자연 그대로의 클린푸드를 섭취해야 한다.

아무거나 먹지 않는다

5년 전부터 당뇨 진단을 받고 혈당 관리를 시작했지만, 식사조절이 제대로 되지 않아 다이어트는 물론이고 혈당 관리조차 힘들었어요. 일하면서 식사 때를 자주 놓치다 보니 그때마다 저혈당과 고혈당의 반복으로 몸은 지칠 대로 지쳐갔죠. 그러다 바디리셋 프로그램을 진행하면서 일주일간 내가 먹는 모든 것을 메모하고 사진으로 기록하며 객관적으로 제 식습관을 돌아보게 되었어요. 그때부터 생각의 관점이 완전히 바뀌었어요. 일하다 식사 때를 그냥 놓쳐버리는 게 아니라 식사 시간을 중심에 두고 일하는 식으로요. 일보다 나 자신을 먼저 생각하게 된 거죠. 서서히 식습관이 바로잡히면서 건강도 예전보다 훨씬 더 좋아졌어요. 구체적으로 어떻게 식단을 구성할지, 언제, 무엇을, 얼마나 먹을지 식사 계획을 짜게 되었죠. 제 삶에 큰 변화를 가져온 계기가 바로 바디리셋입니다. (최현희 님)

한때 식당이나 술집에서 '아.무.거.나'라는 메뉴가 유행하던 때가 있었다. 누군가 "뭐 먹을래?"라고 물어보면 "아무거나."라고 대답하는 사람이 그만큼 많았다. 나도 한때는 그렇게 답했던 때가 있다. 하지만 바디리셋 프로그램을 진행하는 회원들도 그렇고 나 역시 이제 절대로 아무거나 먹지 않는다. 내 건강을 위한 하루 세 번의 식사 시간을 그냥 아무거나로 대충 때우고 싶지 않기 때문이다.

우리 회원 중에는 내일 먹을 메뉴를 그 전날 미리 계획하는 사람도 꽤 많다. 매번 식사를 계획하는 것은 어렵겠지만 약속이 있거나 특별한 이벤트가 있다면 무엇을 얼마나 먹을지 계획하는 게 꼭 필요하다. 즉흥적으로 메뉴를 선택하다 보면 건강에 도움이 되지 않는 메뉴를 고르기 쉽고 양도 절제하지 못할 때가 많다.

다음 날 먹을 음식을 정하고 언제, 얼마나, 어떻게 먹을지 계획하면 과식이나 폭식은 있을 수 없고, 준비하는 과정에서 좀 더 건강하게 먹을 수 있는 방법도 생각하게 된다. 직장 회식이나 모임 약속 시 적절한 메뉴가 없다면 도시락을 준비하는 것도 좋다. 온전히 나 자신을 위한 식사를 준비하는 과정은 상상 이상의 즐거움과 행복감을 가져다주며, 나를 더 사랑할 수 있는 계기가 되고 이러한 긍정의 힘은 자존감을 높이는 효과를 가져온다.

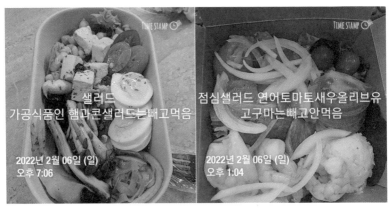

샐러드 전문점에서 도시락으로 준비한 식단

중요한 건 칼로리 공급이 아니라 영양 공급이다

잠깐 소식하거나 다이어트를 해도 이틀 이상 유지하기 힘들었어요. 소식과 폭식을 반복하면서 살은 계속 쪘고 철이 바뀔 때마다 맞는 옷이 없어 새 옷을 사야 했죠. 저는 일단 탄수화물 위주의 식사를 하루 세끼 꼬박꼬박 하고 점심과 저녁 사이에는 꼭 간식을 먹

인생이 바뀌는 바디리셋

어야 했어요. 주로 빵과 과자, 자극적인 떡볶이, 튀김류나 분식 종류를 먹었어요. 그렇게 간식을 가장한 칼로리 폭탄 식사를 마치면 늦은 밤 저녁 식사를 하게 됐죠. 잠이 들 때까지 속이 가득 차서 불편했지만 여전히 뭔가 먹고 싶었어요. 그래서 사이사이 음료수나 커피를 마시기도 했어요. 불면증으로 고생하다 잠들 때가 많았고 아침에 일어나면 밤새 싸우다 일어난 것처럼 찌뿌둥하고 개운하지 않았어요. (박종우 님)

고도비만 상태로 센터를 찾아온 한 회원은 먹고 나서 돌아서면 자꾸만 배가 고프다고 호소했다. 먹어도 먹어도 뭔가 아쉽고 배가 고파 온종일 입에 음식을 달고 산다고 했다. 다이어트에 실패하는 사람들은 왜 배고픔을 참지 못할까? 실제로 이 회원 말고도 꽤 여러 명이 처음 센터를 찾았을 때 잦은 공복감으로 과식과 폭식을 반복한다고 털어놨다. 아무리 먹어도 계속 배고픈 이유는 과연 무엇일까?

탄수화물 중독증과 당 탐닉증이 있으면 불이 빨리 붙고 빨리 타는 짚불이나 번개탄처럼 에너지를 쓰게 된다. 배고프면 간단히 먹을 수 있는 빵, 과자, 김밥, 국수를 허겁지겁 먹고 잠시 편안해져 에너지를 쓰고 나면 다시 또 금방 배가 고파지는 것이다.

이렇게 우리가 정상적으로 몸을 움직이기 위해서는 에너지가 필요하다. 뇌가 무언가를 인지하고 판단하고 기억하기 위해서도 먹은 음식을 소화하기 위해서도 에너지가 필요하다. 정상적인 호르몬을 생성하고 분비하는 등 모든 신체 활동에는 충분한 에너지가 있어야 한다. 이런 에너지를 만들려면 음식 섭취를 통해 영양분을 충분히 공급받아야 한다. 즉, 탄수화물, 단백질, 지방, 비타민, 무기질, 식이섬유와 같은 6

대 영양소와 물이 필요하다.

그런데 이런 영양소가 적절하게 공급되지 않으면 우리 몸은 뇌에 신호를 보낸다. 특히 3대 영양소를 에너지로 전환하는 데 유용하게 쓰이는 비타민과 미네랄이 부족하면 뇌는 영양을 공급해달라는 신호를 지속적으로 내보낸다. 바로 '배고픔'이라는 신호다. 그런데 우리는 영양 공급을 요구하는 이 신호를 단순히 음식을 먹어 배를 채워달라는 신호로 착각한다. 정작 필요한 것은 에너지를 만드는 영양분인데 알맹이가 쏙 빠진 음식으로 배만 채우는 것이다. 그래서 아무리 배부르게 식사를 해도 6대 영양소를 골고루 섭취하지 않으면 우리 몸은 지속적으로 배고픔을 느낄 수밖에 없다.

키 158cm에 몸무게가 72kg인 20대 여성 회원이 있었다. 2년간 지속적인 야근과 불규칙한 생활로 몸무게가 20kg이나 늘었고 원형탈모 증상과 각종 피부 트러블로 고생 중이었다. 감정기복이 심하고 쉽게 스트레스를 받아 울지 않아도 될 상황에 자주 눈물을 흘린다고 했다. 이 회원은 밥은 굶어도 되는데 초콜릿이 들어간 과자나 음료 없이는 하루도 살 수 없다고 했다.

이 회원의 식습관을 유심히 살펴보니 컴퓨터 주변에는 늘 한입에 넣을 수 있는 초콜릿 과자들이 즐비했고, 점심 식후에는 꼭 아이스라떼를 마셔야 했다. 식사를 비롯해 이 회원이 주로 먹는 음식은 영양학적 가치는 전혀 없고 당과 칼로리만 월등히 높은 음식이 주류였다. 체지방률이 압도적으로 높은 사람들, 말랐지만 근육량은 없고 체지방률만 높은 마른 비만인 사람들의 식사 패턴을 살펴보면 대부분 영양 균형이 상당히 꺼져 있는 것을 확인할 수 있다. 이들의 경우 탄수화물 위주로 세끼 식사를 하고 간식으로 보충하는 영양소 역시 탄수화물과 트랜스지방 뿐이다. 단백질과 비타민, 미네랄이 턱없이 부족하니 몸은 끊임없이 배고프다는 신호를 보낸다.

이렇게 영양소의 균형이 맞지 않으면 아무리 식사를 해도 배고플 수밖에 없다. 먹어도 먹어도 허기진 느낌이 든다면 지금 바로 오늘 하루 섭취한 영양분을 체크해보길 바란다. 앉은 자리에서 1,000Kcal, 2,000Kcal, 그 이상을 섭취한다고 해도 6대 영양소로 꽉 채우지 못하면 단 몇 시간 후에 또다시 배고픔을 느낄 수밖에 없다.

바디리셋 프로그램은 식이조절을 할 때 6대 영양소 공급을 철칙으로 한다. 그래서 탄수화물을 대폭 줄여 섭취하지만 에너지를 대체할 수 있는 단백질과 지방을 충분히 공급하기 때문에 배고픔에 허덕이지 않는다. 여기에 식이섬유와 물도 꾸준히 보충하고 비타민과 미네랄 공급도 놓치지 않는다. 만약 음식만으로 충분한 영양 공급이 어렵다면 반드시 건강보조식품의 도움을 받아 필요한 영양을 보충해야 한다. 그렇게 해서 6대 영양소를 꽉 채워야 돌아서면 배고픈 몸에서 벗어날 수 있다. 우리에게 필요한 것은 탄수화물과 당에 치우친 음식이 아니라 6대 영양소를 골고루 갖춘 음식을 섭취하는 식습관이다.

· 08 ·

몸에 맞게 운동하며
에너지 리셋하기

마음의 근육까지
키워주는 운동

"이렇게 식사 조절을 열심히 하는데, 운동까지 해야 한다고요?"

"식사는 매일 하시죠? 운동도 매일 밥 먹듯 해야 합니다."

바디리셋을 시작한 회원들은 대부분 식사 문제에 있어서만큼은 큰 거부감 없이 잘 따라온다. 그런데 운동까지 해야 한다고 하면 "피곤하다, 시간이 없다, 그냥 식단 조절만으로는 안 되는 거냐…" 등등 여러 가지 핑계를 대며 어떻게든 피해 가려고 한다.

운동은 누구에게나 어렵고 힘들다. 하지만 바디리셋에서 비우고, 채우는 것만큼 중요한 것이 바로 운동이다. 바디리셋에서 운동이 꼭 필요한 이유는 단순히 체중 감량을 위한 것만이 아니다. 운동을 통해 근육을 키우면 탄수화물과 당에 대한 욕구가 줄어든다. 끊기 어려웠던 가공식품도 훨씬 더 끊어내기 쉬워진다. 무엇보다 신체 활동량이 늘어나면서 순환이 원활해져 체내 노폐물과 독소 배출에도 도움이 되고 장내 환경도 좋아진다.

바디리셋으로 식습관을 바로잡으며 운동하면 효과는 배가된다. 바디리셋의 식단은 무조건 굶는 게 아니라 양질의 탄수화물과 단백질, 지방 등 6대 영양소를 꼼꼼하게 채우도록 설계되어 있다. 이렇게 충분한 영양이 공급되는 상태에서 운동하면 수분이나 근육량이 빠지는 게 아니라 체지방 감량이 효율적으로 일어난다. 즉, 몸의 라인이 예뻐지고 탄탄한 몸으로 바뀐다.

그뿐만 아니라 에너지를 잘 쓰는 몸으로 바뀌기 때문에 일상에 활력 넘치고 긍정적인 마인드를 갖게 된다. 매사에 의욕이 없고, 자주 우울감이 느껴지고, 스트레스에 찌들어 있고, 식사 조절이 잘되지 않는 사람이라면 마음의 근육까지 키워주는 운동이 무조건 필수다.

운동은 꼭 헬스장에 등록하거나 비싼 기구를 사거나 힘들게 긴 시간을 내야 하는 것이 아니다. 본인이 의지만 있다면 일상에서도 얼마든지 가능하다. 그 의지를 갖는 것이 나를 사랑하는 첫걸음이다. 처음에는 서서히 활동량을 늘려가며 움직이는 것을 생활화하고 좀 더 익숙해지면 관심 있는 운동부터 시작하면 된다.

클린한 음식 섭취까지가
운동이다

"운동과 식이관리 중 어떤 게 더 중요해요?"

"유산소와 무산소 운동 중에 어떤 걸 더 중점적으로 해야 하죠?"

"공복 운동이 효과적인가요, 식후 운동이 효과적인가요?"

운동과 식이관리 중 어떤 게 더 중요한지, 유산소 운동과 무산소 운동 중 어떤 운동의 비중을 높여야 하는지, 운동할 때 식사는 언제 해야 하는지, 이분법으로 질문하는 사람들이 많다. 7:3 혹은 6:4, 이렇게 명확한 답을 바라겠지만 이런 답을 주기란 사실상 불가능하다. 사람마다 몸 상태가 다르고 목표로 하는 바디라인도 모두 다르기 때문이다. 그래서 운동지도자는 운동을 배우려는 이들과 충분히 상담하고 그 사람의 몸 상태에 맞게 운동을 처방해야 한다.

내가 운동과 식이관리 중 어떤 게 더 중요하다고 말하지 못하는 이유는 '운동과 식이관리는 하나'라고 생각하기 때문이다. 운동의 마지막 단계는 건강에 이로운 음식을 먹는 것이다. 살을 빼고 건강한 몸매를 만드는 이들에겐 식이관리가 단순한 음식 섭취로 끝나서는 안 된다. 운동의 효과를 극대화하고 원활한 장운동을 통해 배출하는 과정까지가 모두 운동에 포함된다. 열심히 운동하고 어떤 음식을 먹느냐에 따라 운동 결과는 확연히 달라진다.

신체를 다양한 운동으로 단련한 후, 장이 경직되거나 유해균이 증식하는 나쁜 음식을 먹는다면 운동을 100% 잘했다고 할 수 없다. 아니,

오히려 망쳤다고 보는 게 맞다. 열심히 운동한 이후 클린하지 않은 자극적이고 기름진 음식, 가공식품을 마음껏 섭취한다면 운동의 마지막 과정인 장운동이 제대로 이루어질 수 없다. 등산, 사이클, 배드민턴, 탁구, 조기축구, 사회인야구 등 친목을 도모하는 데 더 큰 의의를 두는 생활 체육인들 중에는 몸짱이 거의 없다. 운동 후 그들만의 친목회가 이어지기 때문이다.

모든 운동의 가장 마지막 단계는 좋은 음식을 섭취해 장을 운동시키는 것이다. 장이 부드럽고 원활하게 잘 움직일 수 있도록 클린한 음식을 소식하는 것이 그 어떤 것보다 중요하다. 만약 꾸준히 운동하는데 원하는 만큼 살이 잘 빠지지 않는다면, 운동 후 어떤 음식을 섭취하고 있는지 체크해봐야 한다. 자극적이고, 기름지고, 화학첨가물 범벅인 가공식품을 섭취하고 있는 건 아닌지 말이다.

운동의 스케줄화

"직장 때문에 주 1회 운동하려고 하는데, 주 2회는 해야 할까요?"

"운동을 매일 할 시간은 없는데, 이번 여름에 수영복을 꼭 입어야 해서요. 딱 두 달만 바짝 운동하려고요."

"식사 조절을 잘해도 꼭 운동을 해야 하나요?"

많은 사람들이 운동은 필수임에도 불구하고 선택을 하려고 한다. 매일 밥을 먹고 잠을 자는 것처럼 운동도 당연히 매일 해야 한다. 일상을 유지하기 위해 먹고 자듯, 운동도 선택이 아닌 일상이 되어야 한다는 얘기다. 밥을 굶다가 먹다가 하거나 며칠 잠을 제대로 자지 않으면 건강을 해치는 것처럼 운동을 주기적으로 하지 않으면 건강을 망치게 된다. 단지 살을 빼기 위해서가 아니라 건강한 몸과 마음을 가지려면 운동은 필수다.

운동을 하면 몸에 좋다는 것은 누구나 아는 사실이지만 막상 하려면 왜 그렇게 하기 싫을까? 과연 운동을 즐기면서 할 수 있을까? 운동은 하기 싫고 힘든 것이 사실이다. 차라리 인정하자. 입에 쓴 약이 몸에 좋은 것처럼 힘들게 운동하는 시간이 쌓이면 무조건 내 건강이 좋아진다고 외우자.

센터를 찾는 회원들에게 왜 운동을 시작하려고 하는지 물어보면 그 이유가 무척 다양하다. 그런데 그 유형을 나눠보면 대략 네 가지 정도로 분류할 수 있다. 조금씩 살찌다 보니 예전 옷들이 맞지 않아서, 평생 마르게 살다 보니 오히려 살찌고 싶어서, 근력과 탄력이 떨어지고 너무 무기력해서, 의사가 허리며 목이며 쿡쿡 쑤시는 통증을 없애려면 당장 운동하라고 시켜서 시작한 경우로 나눌 수 있다. 이 네 가지 유형은 모두 다르긴 하지만 이미 건강한 몸과는 멀어진 상태라는 공통점이 있다.

무슨 일이든 터진 다음 수습하려면 힘들다. 하지만 일이 커지기 전에 미리미리 예방하면 덜 힘들다. 운동도 마찬가지다. 몸이 못생겨지고 이미 고장난 후에 해결하려면 힘들 수밖에 없다. 하지만 조금이라도 건강한 상태에서 운동이 일상이 되면 우리 몸은 운동에 익숙해진다. 운동이 힘들지 않으려면 몸이 망가지기 전에 주기화하는 것이 중요하다.

기계는 오래 사용하면 언젠가 수명이 다해 고장난다. 우리 몸도 마찬가지다. 이미 수십년을 사용해왔으니 나이가 들면서 점점 더 안 좋아질 수밖에 없다. 운동은 무조건 미리미리, 내 몸이 망가지기 전에 해야 한다. 건강한 일상을 즐기며 행복하게 살려면 운동밖에 답이 없다.

하지만 운동과 담쌓고 지내는 사람들에게 운동하자고 하면, 힘들고 아플까봐 일단 피하고 본다.

"저는 허리가 원래 약해서 운동하기가 힘들어요."

"일이 많아서 너무 피곤해요. 운동할 기력이 없어요."

운동을 하지 못할 이유는 일반적으로 100가지가 넘는다. 운동이 꼭 필요한 상황임에도 왜 피할까? 살이 붙어서 옷도 끼고 몸이 무거워져 둔해졌다고 느끼면 운동화로 갈아 신고 집 앞 공터에 가서 달리기만 해도 살이 빠지는 데 왜 하루 이틀 계속 운동을 미룰까? '오늘만 먹고 내일부터 운동해야지.'라고 마음먹고 왜 평생 운동을 하지 않는 것일까?

운동만 생각하면 왜 이렇게 귀찮은지 모르겠다. 나도 PT를 다른 센터에 가서 따로 받고 있지만 늘 운동이 미치도록 좋아서 가는 것이 아니다. 때로는 담당 트레이너가 먼저 취소를 좀 해줬으면, 또는 PT를 받지 못할 피치 못할 사정이 생겼으면 하고 바란 적도 있다. 그리고 학창 시절 체육 시간에 힘들게 운동했던 기억, 살을 빼려고 제대로 준비하지 않고 무리하게 운동해서 힘들었던 기억 등이 운동하고 싶은 마음을 사그라지게 한다. 사람은 몸에 통증이 오거나 힘든 상황이 예측되면 본능적으로 피하기 마련이다. 그래서인지 운동을 시작하기도 전에 이미 방어기제를 발동하는 것 같다.

"운동은 안 해도 아프고 해도 아프다."

나는 회원들과 이런 이야기를 많이 나눈다. 하지만 여기서 아프다는 의미는 극과 극이다. 운동을 안 하면 병들어 아픈 것이고, 운동을 하면 내 몸을 건강하고 생기 있게 만들어줄 근육의 통증 때문에 아픈 것이다. 똑같이 아파야 할 상황이라면 몸이 건강해지는 통증을 선택할 것인가, 몸이 병드는 통증을 선택할 것인가? 답은 정해져 있다. 당연히 몸이 건강해지는 통증, 즉 운동을 선택해야 한다.

강력한 스트레스 청소기, 운동

운동은 건강한 몸과 마음을 위해서 하는 행위다. 건강한 몸으로 행복하게 살고 싶다면 여행을 가고 맛집을 가는 것이 아니라 먼저 운동부터 해야 한다. 운동으로 내 몸 자체에서 좋은 호르몬이 분비되면 굳이 맛집을 찾지 않아도 행복감을 느끼게 된다. 운동하면 힘들지만 스트레스가 풀리는 경험을 한 적이 있을 것이다. 죽어라고 하기 싫은 것이 운동인데 막상 하고 나면 그 어떤 활동보다 개운하고 스트레스가 풀린다.

운동을 통해 스트레스가 풀리는 해답은 호흡에서 찾을 수 있다. 운동을 하면 일상에서 하는 호흡보다 더 깊이 호흡하게 되고 그 깊은 호흡을 통해 내 몸에 쌓인 부정적 에너지와 독소가 배출된다. 그 과정에서 스트레스가 풀린다. 어찌 보면 고요한 명상을 통해 심신의 안정감을 얻는 것과도 유사하다. 격렬하게 운동하는 과정이 정적인 명상 과정과

일맥상통한다고 볼 수 있다. 현실에서 스트레스를 많이 받아 힘들다면, 쇼핑이나 맛집투어 등 무엇을 해도 풀리지 않는 답답함이 있다면 운동을 권한다.

운동을 통해 근력이 생기면 힘 좋은 에너지가 생성된다. 평생 스트레스 없이 사는 사람은 없다. 누구나 고난이 찾아온다. 그 고난을 뚫고 내가 원하는 삶의 주인공이 되고, 남들이 부러워할 만한 성공 반열에 들어서고자 한다면 우선 내 몸의 근력 엔진이 쌩쌩해야 한다. 몇 걸음만 걸어도 지치는 비루한 몸을 가지고 어찌 내가 원하는 삶으로 갈 수 있겠는가. 유튜브에 나오는 성공 신화를 이룬 사람들을 보면 대부분 건강한 몸에 안색이 환하다. 살찌거나 비실비실하거나 다크서클이 짙게 내려온 사람은 찾아보기 어렵다. 건강한 몸이 당신을 성공으로 이끌어 줄 것이다.

노 머니, 노 머슬?
노 머슬, 노 머니!

헬스에 미친 사람들이 소위 "노 머니, 노 머슬(No money, no muscle)!"이란 말을 자주 한다. 돈이 없으면 근육을 만들 수 없는 현실을 비꼰 것이다. 그만큼 근육을 만드는 데는 많은 시간과 비용이 들어간다. 라면과 빵으로 근근이 끼니를 때우면서 근육을 만들 수는 없다. 닭가슴살은 라면보다 비싸다. 단백질이 탄수화물보다 비싸기 때문이다. 근육은 장

기간 지속적인 운동을 통해서 얻을 수 있다.

20대 직장인 회원이 PT를 받으면서 식단까지 하려니 돈이 많이 든다며 불평했다. 그래서 그 회원에게 한 달에 온라인 몰에서 쇼핑하는 돈이 얼마나 되느냐고 했더니, 딱히 물건을 많이 사는 것 같지는 않은데 카드값이 늘 100만원 좀 넘게 나온다고 했다.

다시 한번 물었다. 무엇을 주로 사느냐고 했더니 옷이라고 했다. 회사에 출퇴근하면서 스트레스받을 때마다 여러 온라인 몰을 돌아다니며 아무 생각 없이 사는 물건들이 그 정도 된다며, 사놓고 입지 않는 옷과 물건이 많다고 했다.

나는 그 회원에게 3개월만 잡동사니 사는 것을 멈추고 운동과 식단에 집중해보자고 했다. 그랬더니 결과적으로 날씬해져서 아무거나 입어도 예쁜 몸매가 되어 그동안 사놨던 옷으로 충분히 멋을 낼 수 있게 되었고, 외식을 따로 하지 않으니 식비도 더 절약되었다. 그리고 남은 돈으로 적금까지 들고 있다니 선근육, 후머니가 딱 맞는 말이다.

현대인들은 그냥 늘 바쁘다고 한다. 특히 정신없이 바쁘다고 한다. 근육을 만들려면 다른 곳의 소비보다 근육을 만드는 데 소비가 집중되는 것은 맞다. 내 몸을 멋지게 만드는 과정은 소비의 이동일 뿐이다. 예산을 초과해서 근육을 만들라는 얘기가 아니다. 나 같은 경우 운동과 클린푸드로 인해 피부가 물광처럼 빛나고 얼굴이 촛농처럼 흘러내리지 않고 탄력이 있다. 그래서 우리 나이에 흔히 시술하는 필수 피부과 시술이나 관리를 안 받으니 자연히 돈이 모인다. 그렇게 모은 돈으로 운동하고 식단에 더 투자하라는 얘기다.

인생이 바뀌는 바디리셋

생각을 조금만 전환하면 노 머니, 노 머슬이 반대로 노 머슬, 노 머니가 될 수 있다. 돈이 없으면 근육을 만들 수 없는 것이 아니라 근육이 없으면 돈을 벌 수 없다는 뜻이다. 돈을 벌려면 다른 사람들보다 더 부지런해야 하는 것은 불변의 법칙이다. 빈둥거리거나 평범하게 지내면서 큰돈을 번다는 것은 있을 수 없는 일이다. 남들과 달리 더 많은 활동을 하려면 무엇이 필요하겠는가. 바로 에너지를 낼 수 있는 근육이다. 그래서 기대 이상으로 많은 돈을 벌고 싶다면 운동을 해야 한다. 좀 더 강력하게 이야기하자면 근육이 주는 좋은 에너지가 부의 에너지로 당신을 이끈다.

나를 둘러싼 부정의 에너지가 운동을 통해 긍정의 에너지로 바뀌면 부를 끌어당기는 힘이 생긴다. 운동을 통해 몸이 반듯해지고 표정이 좋아지면 주위에 사람이 많아진다. 우울하고 부정적인 사람 곁에는 사람이 모이지 않는다. 운동을 해서 힘이 나고 활기차면 얼굴 표정이 먼저 바뀐다. 자주 웃고 웬만한 일에도 끄떡하지 않는 여유가 생긴다. 항상 밝은 얼굴로 여유 넘치는 사람 곁에 사람이 모이는 건 당연하다. 사람들과 자주 교류하면 돈을 벌 수 있는 기회와 환경이 좀 더 많이 주어지므로, 운동이 부의 에너지를 끌어당긴다고 이야기하는 것이다.

부의 에너지를 끌어당기는 중력의 힘이 커지면서 부자가 될 가능성이 높아진다. 세상에서 엄청난 부를 축적해 성공한 이들이 이구동성으로 하는 말은 다음과 같다.

"운동하고 깨끗한 음식을 먹고 명상하고 책을 읽어라."

돈을 많이 벌었으면 누려야지, 돈은 많은데 건강을 잃으면 다 무슨 소용인가! 부자가 될 자신을 상상하고, 건강한 지금 더 근육을 늘려야 그 부를 누릴 수 있다. 실제로 나는 10년간 쌓은 근테크 덕분에 근육 부자가 되었다. 그랬더니 진짜 부자 친구들이 많아졌다.

최고의 성형은 운동이다

최고의 성형은 다이어트다. 보통 체지방을 10kg 감량하면 10살 어려 보이는 효과가 있다고 한다. 요즘엔 자기 나이와 똑같아 보이거나 나이보다 늙어 보이면 자기 관리를 잘 못한다는 평가를 받는다. 반면에 실제 나이보다 어려 보이면 자기 관리를 잘한다는 평가를 받는다. 그래서 젊어 보이는 외모를 유지하기 위해 화장품, 시술, 성형에 많은 돈을 투자한다. 홈쇼핑 채널 곳곳에서 젊어지는 화장품, 건강을 개선하는 건강보조식품을 쉬지 않고 방송하는 것도 이러한 현실을 반영한 것이다.

운동은 그 어떤 것보다 강력한 동안 효과가 있다. 우리 센터에서 20kg을 뺀 40대 남성 회원은 과거 30대 때보다 지금이 더 어려 보인다. 매주 3일 운동하는 습관을 가지게 된 50대 여성 회원 역시 30대 때보다 오히려 지금 더 피부에 탄력이 넘친다.

얼마 전 한 명품 브랜드에서 연간 5억원 이상 소비하는 VIP 모임에 간 적이 있다. 그 명품 브랜드의 VIP인 회원 초대로 가게 되었는데, 으리으리한 곳에서 열린 행사에 참석한 사람들 모두가 정말 대단하게 꾸미고 왔다. 나는 다들 그렇게 꾸미고 오는 줄 모르고 그냥 평소 내 모습으로 참석했다. 그런데 머리에서 발끝까지 온통 명품으로 화려하게 꾸민 사람들 사이에서 내가 제일 주목받았다.

몸을 어떻게 하면 탄탄하게 만들 수 있는지, 어떻게 하면 똥배를 뺄 수 있는지, 비율 좋은 몸이 되려면 어떤 운동을 해야 하는지…. 수많은 질문이 나에게 쏟아졌다. 그 질문을 받다 보니 어느새 내가 그 모임의 주인공이 되었다.

사람들로부터 주목과 관심을 받으려면 운동을 하길 바란다. 남들이 가지지 못한 몸을 가지면 사람들로부터 주목받고 환대받는다. 사람들은 운동으로 몸을 만든 이에게 왜 열광할까? 그 몸을 만들기 위해 엄청나게 피땀 흘려 노력한 사실을 인정하기 때문이다.

매력 있는 사람이 되고 싶다면 명품으로 몸을 휘감고 성형이나 시술에 목매지 말고 '명품 바디'를 갖기 위해 노력할 것을 추천한다. 사람은 몸이 좋은 사람에게 강력한 외적 매력을 느끼기 때문이다. 배가 툭 튀어나오고 어깨가 구부정하고 순환이 안 되어서 얼굴은 온통 칙칙한데, 명품으로 온몸을 휘감고 고가의 수입차에서 내린다고 그 사람이 더 가치 있어 보이지는 않는다. 청바지에 흰 티셔츠만 입어도 조각 같은 근육질 몸을 가졌다면 그 사람은 어디에서나 주목받고 부러움의 대상이 될 수 있다.

외적 매력이 넘쳐나면 내가 먼저 다가가지 않아도 사람들이 먼저 호감을 보이는 경우가 훨씬 많다. 그래서 자연스럽게 좋은 기회가 찾아온다. 어떤 세미나에 참석했는데 초대 강연자가 이런 말을 했다.

"외로움은 매력이 없는 자의 슬픔이다."

실로 내 무릎을 탁 치게 만드는 표현이었다. 최고의 전신 성형인 바디리셋을 통해 외롭지 않은 자가 되어 기쁨으로 살기를 바란다.

노력한 자에게 무조건 주어지는 운동의 효과

운동은 물리적 운동과 정신적 운동을 모두 포함한다. 물리적 운동은 신체를 움직이는 활동을, 정신적 운동은 생각과 감정을 움직이는 활동을 말한다. 따라서 운동을 통해 건강한 육체와 정신을 모두 가질 수 있다. 운동의 효과는 그야말로 다양하다. 체력이 좋아지고, 체중을 감량할 수 있으며, 인지력과 우울증도 개선된다. 질병을 예방하는 것은 물론 근력을 증강하고 체형을 교정하기도 하며 젊어지는 안티에이징 효과까지 있다.

아름다운 몸을 만들고 건강을 개선하는 운동 효과 중에서 가장 주목할 것은 체형 교정 효과다. 체형 교정이라고 하면 틀어진 몸의 밸런스를 맞추는 것으로만 생각하지만 잉여 지방을 빼는 것도 체형 교정의 하나다. 뚱뚱한 체형이 날씬한 체형으로 바뀌는 것이니 당연히 체형 교정이라고 하는 것이다.

일반적으로 체형 교정의 기본은 척추의 기능을 되살리는 것이다. 척추가 바로 서면 몸속 장기들이 제자리를 찾아간다. 현대인들은 좌식생활에 익숙하고, 운동 부족이나 잘못된 자세의 반복으로 인해 장기가 제

자리를 벗어나 있는 경우가 많다. 때문에 늘 소화불량과 두통 등 만성 질환을 달고 산다. 틀어지고 처진 장이 제자리를 찾는 방법은 운동밖에 없다. 운동을 통해 척추를 바로 세우면서 틀어진 장기가 조금씩 제 자리를 찾아가고, 호흡을 통해 박테리아와 나쁜 균까지 체외로 배출하면서 체형 교정 효과를 볼 수 있다.

운동의 숨은 효과는 또 있다. 운동을 안 해서 근육의 힘이 점점 약해지면 정신도 나약한 상태가 되기 쉽다. 몸이 약해질 뿐만 아니라 마음도 약해져 감정에 잘 휘둘리게 되고 긍정적 에너지는 온데간데없이 사라진다. 운동을 안 하니 혈액순환이 잘 안되어서 근육이 뭉쳐 있고 어깨, 목, 허리 등에 통증이 나타난다.

몸이 쑤시니 굳이 짜증낼 상황이 아닌데도 쉽게 짜증이 난다. 근육에 힘이 빵빵하면 마치 방탄조끼를 입은 것처럼 내 안의 부정적인 마음이 사라지고, 타인이 부정적으로 대해도 그에 휘말리지 않고 의연하게 대처할 수 있다. 외적으로 드러나는 근육뿐만 아니라 마음의 근육도 함께 단단해지기 때문이다. 운동이야말로 마음의 중심을 잡아주는 제일 빠른 솔루션이다.

육체와 정신이 균형을 유지해야 건강한 삶을 영위할 수 있다. 직장생활, 가정생활, 대인 관계 등 스트레스에 지나치게 노출되어 얼굴에 그늘이 잔뜩 드리운 채로 센터를 찾은 회원에게 나는 이렇게 묻는다.

"스트레스 지수가 0~10까지 있다고 하면 지금 어느 정도세요?"

"저는 지금 스트레스 지수 7~9 정도인 것 같아요."

이 회원을 위해 그날 운동은 레벨 9 정도 되는 고강도 운동으로 진행한다. '가뜩이나 정신적으로 힘든 사람에게 왜 운동까지 힘들게 시킬까?'라고 생각할 수 있지만, 정신적 스트레스와 운동이 주는 육체적 스트레스의 레벨을 맞춤으로써 스트레스를 제로 상태로 만들어 버린다.

이제 운동은 선택이 아니라 필수다. 나날이 발달하는 과학기술 덕분에 인간의 기대 수명은 점점 더 늘어나고 있지만 우리의 몸은 여전히 구석기시대에 머물러 있다. 기대수명 100세를 넘어 이제는 기대수명 120세 시대를 살고 있다. 지금 태어나는 아이들은 150세 시대를 바라본다고 한다. 내가 120세까지 산다고 가정하면 앞으로 살날이 70년은 족히 남았다.

보통 근육을 만들어주는 호르몬은 50세 이후 현저히 떨어진다. 몇 년 남지 않은 이 기간 동안 앞으로 70년을 버틸 근육을 최대치로 만들어 놓아야 하는 실정이다. 이런 미래지향적 사고가 아니더라도 지금 당장, 오늘을 위해서라도 운동을 해야 한다. 운동하지 않은 결과는 과체중과 고도비만은 물론, 일명 멸치로 불리는 저체중에 무기력감을 호소하는 자신의 모습을 통해 직면할 수 있다.

누구나 다 건강하게 살고 싶어 한다. 하지만 운동은 하지 않는다. 건강을 얻기 위한 기본 중의 기본은 운동하고 깨끗한 음식을 먹는 것이다. 주변 사람들이 말로는 건강하고 싶다고 하면서 운동도, 올바른 식단도 실천하지 않는 모습을 볼 때면 가끔 나는 '그 말에 진정성이 있나?' 싶기도 하다. 제대로 된 방법으로 운동을 실천하면 누구에게나 공평하게 '건강함'이라는 결과가 주어진다. 그리고 이 건강함은 나 자신에게서만 끝나는 것이 아니라 나와 대면하는 가족, 친구, 지인, 직장 동료들

인생이 바뀌는 바디리셋

과도 건강한 관계를 유지할 수 있도록 해준다. 결국 내 몸과 마음의 건강을 지키는 것은 물론 내 자신을 더욱 사랑하게 되고 그 사랑이 흘러넘쳐 주변인들과도 나눌 수 있게 된다.

현재 몸 상태로 미래 몸을 만들어 가야 한다. 자, 당신은 현재 몸에서 두 개의 미래 몸을 선택할 수 있다. 하나는 병원이나 요양원에 누워서 남은 생을 마감하는 몸, 하나는 헬스장에서 운동하며 에너지 있게 하고 싶은 일을 하면서 사는 몸이다. 현재 당신의 몸에서 어떤 미래 몸을 선택할지는 지금 당신의 몫이다.

Z코스를 거치면
몸과 마음은 천국을 맛본다

우리 센터에는 Z코스라는 특별 프로그램이 있다. 땡땡 부어서 온 회원의 몸 컨디션을 순식간에 회복 및 강화하는 운동으로, 바디챌린지를 하는 기간에 회원들의 체중 감량에 박차를 가하기 위해 만든 운동법이다. 회원이 센터에 들어올 때부터 나는 그 회원이 어제 무엇을, 어떻게 먹었는지 짐작이 간다. 마치 어제의 과식과 폭식을 증명이라도 하듯 얼굴 가득 흑구름을 떼로 몰고 오는데, 그 얼굴에는 이미 불만이 가득 차 있고 몸은 천근만근 무거워 보인다. 그런 회원을 보면 나는 딱 한 마디만 한다.

"오늘은 Z코스 하셔야겠습니다."

몸 상태가 안 좋은 회원을 30분간 미친 듯한 고강도 운동으로 몰아치면 짜증이 대폭발한다. '죽네 사네, 하네 마네' 온갖 불평불만이 터져나온다. 그에 아랑곳하지 않고 훈련을 지속하면 곧 혈액이 순환되면서 땀샘이 터지고 몸도 가벼워진다. 분명 몸은 힘들지만 회원의 표정은 일순간 더없이 밝아진다. 그제야 이제 어떤 음식을 먹었는지, 왜 과식과 폭식을 하게 됐는지 이야기를 나누며 즐겁게 운동을 마무리한다. 운동을 마친 뒤 회원들이 하는 말은 모두 동일하다.

"역시 운동만이 살길입니다!"

음식으로 인해 망가진 몸과 마음을 운동으로 다스리는 과정이 결코 쉽지는 않다. Z코스를 할 때는 지옥을 맛보는 것같이 힘들지만, 내 몸과 마음의 독소를 곧장 배출하니 이내 천국같이 평화로운 마음과 몸 상태를 맞이하게 된다. 이렇듯 운동은 생활에서 절대 빠져서는 안 되는 필수 요소다. 비록 안 좋은 음식을 먹고, 과식과 폭식으로 일탈하는 바람에 스트레스가 쌓이고 컨디션이 나빠졌더라도 고강도 운동으로 되돌릴 수 있다. 물론 그렇다고 해서 일탈과 운동을 늘 병행하라는 얘기는 아니다.

만약 이런 상황에서 운동을 하지 않는다면 어떻게 될까? 스트레스가 쌓인 채로 짜증나는 일상을 보내거나, 애꿎은 누군가를 이유 없이 저격하거나, 몸 상태가 더욱 나빠지는 악순환을 겪게 될 것이다. 운동은 우리 몸을 건강하게 만들어주는 것은 물론 삶의 중심을 곧게 바로잡을 수 있게 해주는 가장 강력한 도구다. 운동을 안 할 이유는 그 어디에도 없다.

3년간 PT를 받아도 몸이 그대로인 이유

"저는 3년 동안 PT를 꾸준히 받아왔어요."

첫 상담에서 오랫동안 PT를 받아 왔다며 자긍심 가득한 표정으로 얘기하는 사람들이 종종 있다. 그런데 막상 몸을 보면 PT를 오랫동안 받은 사람으로는 보이지 않는 경우가 흔하다. 대부분 식단을 지키지 않았거나 운동을 주기화하는 데 문제가 있는 사람들이다. 여기서 말하는 식단은 단순히 닭가슴살과 고구마를 먹는 그런 식단이 아니다.

자신의 목표 체중에 맞춰 6대 영양소를 골고루 먹는 식단을 해야 원하는 몸을 만들 수 있다. 특히 건강한 단백질을 충분히 먹고 탄수화물은 정확한 수치로 제한하는 식단을 말한다. 삼시세끼 중 한 번만 이렇게 먹는 것이 아니라 내 몸이 기억하고 바뀔 수 있도록 이 식단을 최소 12주 이상은 지속해야 한다. 이렇게 식단을 실천하지 않고 무작정 PT만 받는다면 3년, 혹은 그 이상을 해도 몸은 바뀌지 않는다.

최근 센터를 찾아온 한 회원은 다른 곳에서 오랫동안 PT를 받았고 단백질을 많이 먹으라고 해서 먹었는데 몸에 변화가 없다고 했다. 인바디를 측정해 보면 근육량은 오르고 체중은 빠졌으나 몸이 원하는 바디라인으로 바뀌지 않았다고 했다. 즉, 인바디는 좋아졌으나 눈바디가 그대로였다는 것이다.

PT를 받았는데 얼굴이 작아지고 허리가 잘록해지고, 한마디로 시선을 한눈에 받는 몸으로 바뀌려면 식단이 받쳐줘야 한다. 그래서 PT를 받고 내가 원하는 몸으로 바뀌려면 하루에 먹어야 할 단백질, 탄수화물 양을 정확하게 계산해서 식단을 실천해야 한다. 이런 식단을 운동 플랜과 같이 책임지고 이끌어주는 것은 트레이너의 몫이다.

사실 '회원님, 회원님' 하면서 기분 좋은 말만 하는 게 훨씬 더 쉽다. 적당히 운동 방법을 알려주고 도움을 주면 된다고 생각할 수도 있다. 굳이 회원의 몸 상태를 일일이 신경 써가며 고강도 트레이닝을 강행한 결과로 짜증 대폭발을 지켜보지 않아도 된다. 매일매일 회원의 식습관이 어떤지, 물을 얼마나 마셨는지, 유산균은 잘 챙겨 먹고 있는지, 그들의 배변 상태까지 체크하며 애쓰지 않아도 아무도 뭐라고 하지 않는다. 하지만 내가 이렇게까지 하는 이유는 일종의 사명감이다. 나를 믿고, 자신의 몸과 정신을 내게 맡기고 노력하는 이들에게 기대 이상의 보상이 따라야 한다고 생각하기 때문이다.

자신에게 맞는 올바른 식단과 운동을 병행해야 숨어 있던 바디라인이 살아난다.

실제로 있는 병, 엉덩이 기억상실증

"회원님은 엉덩이 기억상실증이 있으시네요!"

"하하하, 원장님은 참 이상한 말도 잘 지어내세요."

"제가 웃자고 지어낸 말이 아니라 실제로 있는 질환입니다."

인생이 바뀌는 바디리셋

엉덩이가 식빵처럼 물컹물컹하고 납작한 여성 회원에게 '엉덩이 기억상실증'이 있다고 했더니 내가 지어낸 말이라며 웃어넘기려고 하기에 당장 포털사이트에 검색해보라고 했다. 회원은 믿지 못하겠다며 검색해보더니 진짜 있는 질환인 것을 알고는 무척 놀라워했다.

엉덩이 기억상실증은 오랜 시간 앉아서 생활하는 사람들이 엉덩이 근육과 허벅지 뒷근육을 잘 사용하지 않아 힘이 약해지면서 점차 쇠퇴하는 증상을 일컫는 말이다. 오래 앉아 있는 학생이나 직장인에게서 많이 나타나는 의자병(Sitting disease)의 일종으로 대둔근과 햄스트링 조절 장애라고도 한다.

이렇듯 엉덩이 근육이 소멸되어 보행도 어렵고 몸의 중심이 잘 안 잡히는 현대인들이 너무나도 많다. 나도 한때는 식빵같이 말랑말랑하고 탄력 없는 엉덩이였다. 그래서 청바지를 예쁘게 입어 보는 게 소원이기도 했다. 현재 내 엉덩이 상태를 보면 타고 난 게 아니냐고 묻는 사람들이 많다. 나 역시 노력으로 만들어낸 엉덩이라고 하면 모두들 놀란다. 가수 이하이 씨는 내 둔근의 크기와 모양을 참 좋아했는데, 내게 "Hip don't lie."라는 애칭을 지어줬다.

나는 허리 통증에서 벗어나려고 운동을 시작했고, 하체 운동을 열심히 한 결과 엉덩이 근육을 자연스럽게 발달시킬 수 있었다. 그렇게 꾸준히 하체 운동을 하던 어느 날, 걸을 때 엉덩이에 힘이 꽉 들어가는 것을 발견하고는 자신감이 넘쳐났던 기억이 난다.

걷거나 운동할 때 엉덩이 힘이 고스란히 강하게 느껴진다는 것은 다만 근육의 힘에서 그치는 것이 아니다. 걸을 때 발걸음에 자신감이 넘치고 그로 인해 전체적으로 풍기는 이미지에서도 자신감이 넘쳐나 보인다. 그래서 사람들은 내가 걷는 모습이 언제나 당당해 보인다고들 말한다. 사실 둔근을 만들기 전까지 난 다리가 그다지 긴 체형이 아니었다. 다리가 길지 않으니 비율도 그렇게 좋아 보이지는 않았다. 하지만 엉덩이의 기억을 완전히 되찾은 지금은 사람들이 실제 내 키보다 훨씬 더 크게 본다. 힙 업이 되니 상대적으로 다리가 길어 보이는 덕분이다.

이렇듯 엉덩이의 기억을 온전히 회복, 강화하면 일단 옷도 더 잘 어울리고 비율도 좋아 보이는 등 외적 매력이 상승한다. 그러니 당연히 자존감이 올라갈 수밖에 없다. 무엇보다 하체의 중심을 탄탄하게 잡아주기 때문에 상체 운동도 더 잘된다.

엉덩이 근육을 탄탄하게 만들지 않으면 골반의 불균형이 급격하게 진행된다. 골반의 불균형이 심해지면 의자에 앉아 있을 때 골반의 좌우 균형이 맞지 않아 다리를 꼬고 앉을 수밖에 없다. 이 자세는 골반의 불균형을 더욱 심화한다. 그래서 엉덩이 근육은 무조건 강하게, 더 강하게 만들수록 좋다.

탄력 있는 엉덩이 근육을 회복할수록 자신감이 상승해서 행복지수가 더 올라갈 확률이 크다. 엉덩이 근육을 잘 발달시켜 자신감을 높이고 신체 비율을 좋게 만들면 더 행복해질 수 있다. 그 이유는 바로 거울 속에 비치는 지금 내 모습이 마음에 들기 때문이다!

인생이 바뀌는 바디리셋

주기화하지 않으면
추억이 된다

"이렇게 하시면 운동으로 누릴 수 있는 효과를 전혀 낼 수 없습니다."

나는 자기가 하고 싶을 때만 띄엄띄엄 운동하러 오는 회원들에게 진지하게 이렇게 얘기하며 운동의 주기화를 강조한다. 운동의 주기화란 일정한 주기를 가지고 운동하는 것을 말한다. 운동은 규칙성이 제일 중요하다.

처음에는 일주일에 한 번 운동하는 것조차 힘들어한다. 그러다가 어느 정도 안정화되면 운동 횟수를 일주일에 두 번, 세 번으로 늘리고 다시 안정화되면 점차 늘려나간다. 나는 회원이 이 과정을 포기하지 않고 잘 따라올 수 있도록 철저한 계획을 세워 진행한다.

운동의 규칙성이 불안정한 사람들은 이전에 했던 동작을 기억하지 못하는 경우가 많다. '하긴 했는데 뭐였더라? 어떻게 하는 거더라?'라는 생각이 들면 그야말로 기억에서도 멀어지고 몸도 움직이지 않는다.

나는 바디프로필 촬영을 앞두고 3주 동안 주 10회 운동한 적이 있다. 매일 근육통의 연속이었지만 몸이 바뀌는 속도는 눈에 띄게 빨랐다. 주기화를 통해 단련하니 근육이 잘 무너지지 않고 견고해졌다. 내 몸에 대해 구체적으로 계획을 세워 운동하니까 체형의 변화와 근육의 성장이 꾸준하게 이루어져 늘 좋은 형태를 유지할 수 있게 되었다.

운동의 주기화라는 것을 머리로는 이해해도 막상 실천하기는 어렵다. 태어나서 현재까지 수십년을 운동하지 않고 지낸 사람들에게 주기적으로 운동하라고 조언하면 어떻게 시작해야 할지 엄두조차 내지 못한다.

운동의 주기화를 처음 시작한 사람이라면 너무 어려운 운동, 힘든 운동이 아니라 가벼운 운동부터 시작할 것을 추천한다. 헬스장을 끊고, 운동 장비를 사는 등 거창하게 준비하기보다는 손쉽게 몸을 움직일 수 있는 운동부터 해야 한다.

퇴근길에 몇 정거장 미리 내려서 걷기, 사무실이나 아파트에 오르내릴 때 엘리베이터를 타지 않고 계단을 이용하기 등 생활 속에서 만보 걷기를 실천하는 것이다. 만보를 걸으면 과식과 폭식을 하지 않는 한 그날 먹은 음식의 칼로리는 거의 소모하게 된다. 만보 걷기를 주 3회 이상 하다 보면 다리에 힘이 들어가고 생활 근력이 생긴다.

어느 정도 운동 습관이 다져지면 평소 본인이 배우고 싶었던 운동, 또는 하고 싶었던 운동부터 시작하면 좋다. 예를 들어 테니스를 배우고 싶어 했던 회원이라면 실내 운동과 야외 운동의 주기화를 권장하는 경우가 많다. 주 2회 테니스, 주 1회 웨이트로 본인이 좀 더 즐길 수 있는 운동 위주로 주 3회 플랜을 짜는 것이다. 주 3회가 안정화되면 운동의 목적에 따라 계속 횟수를 늘려가면 된다.

이런 식으로 운동의 재미를 느끼게 되면 여러 가지 운동을 배워가면서 일주일 내내 운동하는 사람으로 변화하기도 한다. 처음에는 일주일에 한 번 운동하는 것도 버거워했던 회원이 운동을 주기화하면서 '운동인'으로 새롭게 거듭난 사례도 있다. 수영, 달리기, 프리다이빙, 걷기, 번지피지오, 요가, 플라잉 요가, 클라이밍, 스피닝 기타 등등의 운동을

인생이 바뀌는 바디리셋

다 섭렵하는 사람들도 있다. 이렇게 매일 운동하는 생활로 바뀌면 스트레스 수치가 낮아지고 직장 생활도 즐거워지니, 직장 동료들과도 잘 지내게 되어 업무 효율성이 좋아지면서 성과도 잘 나오게 된다.

시간, 횟수 따지지 말고 당장 시작하라

운동을 언제 하는 게 효과적인지 궁금해하는 사람들이 많다. 운동은 어떻게든, 시간을 만들어, 닥치는 대로, 아무 때라도, 제발 하기만 하면 된다. 공복운동, 식후운동, 아침운동, 저녁운동 가리지 말고 매일, 꾸준히 하는 것이 가장 좋다. 단, 식후에 바로 운동하는 것은 바람직하지 않다. 소화 기관들이 음식을 분해하고 소화하는 데 주력하느라 코어 근육을 쓰기가 쉽지 않기 때문이다. 운동해야 하는데 허기가 느껴진다면 가볍게 바나나, 사과 반쪽, 에너지바 등 간단한 음식을 섭취한 후 운동을 시작한다.

그렇다면 운동은 일주일에 몇 번이나 해야 할까? 굳이 운동 횟수에 따라 달성할 수 있는 결과를 이야기하자면 주 1회 운동했을 때는 혈액순환 정도의 효과만 있다. 그냥 이대로 죽기는 싫은 사람이라면 주 1회 운동하면 된다. 주 3회는 현재 체중 유지 정도는 가능하다. 주 4~5회 이상은 긍정적인 마인드와 체형의 변화를 동시에 불러온다. 하지만 모든 사람이 주 3~5회 이상 운동해야 하는 것은 아니다. 자신의 건강상태, 체력, 목적에 맞게 선택해서 다치지 않고 운동하는 것이 중요하다.

인생은 길다. 운동은 한두 달 미친 듯이 하고 끝내는 것이 아니라 평생 해야 하는 것이다. 운동도 내 몸에 주는 일종의 식사다. 식사는 음식을 통해 영양소를 몸에 공급하는 것이고 공급된 영양소가 몸에 잘 흡수되게 하는 것이 운동이다. 똑같이 좋은 음식을 먹어도 운동을 하면 영양소 흡수율이 높아 더 건강해지고, 운동을 하지 않으면 몸에 들어온 좋은 영양소조차 잘 흡수하지 못해 독소가 쌓이게 된다. 그래서 운동은 시간이나 횟수를 생각하지 말고 그냥 밥 먹듯이 해야 한다.

단, 저녁 8시 이후 고강도 운동은 삼가는 것이 좋다. 달밤에 체조하지 말라는 말처럼 하루의 시작은 잠자는 것부터인데 그 시작부터 피곤해지기 때문이다. 수면 시 내 몸의 주치의인 성장 호르몬이 원활하게 나오지 않을 수도 있다. 수면 모드로 들어가야 할 몸을 밤에 고강도 운동으로 활성화하지 말자. 잠도 잘 안 오고 수면의 질도 떨어진다.

누구나 시작하는 푸드코칭

40세 남성, 변호사, 키 180cm
푸드코칭 이전 체중 90kg, 푸드코칭 3개월 뒤 체중 78kg
잦은 야근, 접대 많은 생활 패턴, 전형적인 복부비만

내가 오랫동안 활동하는 모임이 있는데, 그 모임에서 8명의 중년 남성들을 대상으로 3개월 동안 바디챌린지 재능 기부를 한 적이 있다. 주 5회 이상 운동하기와 클린푸드 먹기였다. 8명 모두 체지방을 10kg 이상 감량하는 놀라운 결과가 나타났는데, 그중에서도 이 남성은 그야말로 완벽하게 솔루션을 소화해낸 사례다.

이 남성은 각종 사건 관련 소송을 다루는 변호사로 일하다 보니 스트레스와 업무 피로도가 상당히 높았다. 술·담배를 전혀 하지 않는 대신 군것질을 많이 하는 편이었다. 젊은 나이임에도 배가 많이 나오고 얼굴도 실제보다 훨씬 더 나이 들어 보였다. 몇 년 전에 봤을 때만 해도 군대를 제대한 건장한 장교 느낌이었는데 얼마간 못 본 사이에 급격하게 나이 든 것처럼 보였다.

식단을 점검해보니 물을 정말 안 마셨고 탄수화물과 당수치가 높은 음식 위주로 섭취하고 있었다. 물 트레이닝을 3주 동안 실시하면서 단백질, 식이섬유, 유산균의 섭취 비율을 올려 탄수화물과 당 섭취를 제한했다. 평소 골프만 연습하고 가끔 라운딩만 하던 미미한 활동 대사량을 높이기로 했다. 아파트 커뮤니티센터에서 운동하고 우리 센터에 주 1회 방문하게 해서 운동량을 늘렸다. 그는 이렇게 식단과 운동을 병행하며 3개월 만에 체지방 10kg이라는 놀라운 결과를 얻었다. 그 이후 배가 쏙 들어가 어떤 정장을 입어도 멋있었고 얼굴 혈색이 맑아져 이제야 본 나이로 보였다.

21세 여성, 대학생, 키 167cm
푸드코칭 이전 체중 71kg, 푸드코칭 3개월 뒤 체중 59kg
평소 마라탕, 엽떡 등 자극적인 음식을 즐겨 먹고 매일 친구들과 술을 마심

우리 센터에는 신기하게도 가족이 함께 다니는 경우가 많다. 아내가 남편을, 남편이 아내를, 엄마가 자녀들을 데리고 오거나 반대로 자녀들이 부모님을 모시고 함께 온다. 그러다 보니 분위기가 화기애애하다. 이 회원은 바디리셋을 통해 체지방 10kg을 감량한 어머니가 자꾸만 거대해져 가는 딸을 걱정하며 데려온 사례다. 3일간 모니터링해보니 핵인싸인 딸은 거의 매일 친구들과 함께 술을 즐겼다. 당연히 안주류를 먹는 빈도가 높았다.

하체가 유독 도드라지는 체형이라 주 2회, 그야말로 하체가 탈탈 털릴 만큼 운동을 시켰고 주 3회 이상이던 모임 횟수를 주 1회로 제한해 술과 안주의 섭취 빈도를 줄여나갔다. 아침에는 껍질째 먹는 사과 1개 또는 가끔 삼겹살을 구워 채소에 싸먹게 했고 점심은 샐러드식 위주로 먹게 했다. 친구들과 약속이 있는 날은 주량을 제한하고 약속이 없는 날은 단백질 파우더 위주로 식단을 짜줬다. 그 결과, 저녁에 술과 안주를 먹는 횟수만 줄였을 뿐인데 감량 속도가 매우 빨랐고 3개월 만에 12kg 감량에 성공했다.

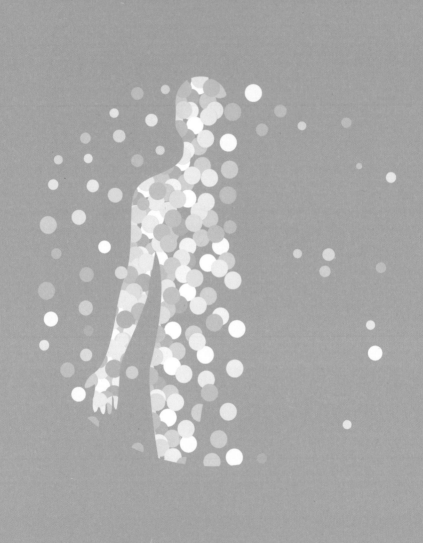

PART3

바디리셋
실전 테크닉

STEP 1

잘 비운다

몸을 깨끗하게 비워야 영양을 채울 수 있다

·09·

건강의 핵심,
마이크로바이옴

장내 미생물이 몸을 바꾼다

눈에 보이지 않는 미생물은 우리가 생활하는 공간은 물론 우리가 먹고 마시는 공기, 음식, 물 등 어디에나 존재한다. 특히 우리 몸 곳곳에도 다양한 미생물이 더불어 살고 있다. 인체 대부분의 조직, 혈액에는 수천 종류에 이르는 39조개의 마이크로바이옴(Microbiome)이 존재한다. 마이크로바이옴은 미생물(Microbe)과 생태계(Biome)의 합성어로, 우리 인체 내에 존재하는 미생물의 생태계를 뜻한다.

균형 잡힌 마이크로바이옴은 다양한 포스트바이오틱스를 생성하고, 유익한 포스트바이오틱스는 온몸 구석구석으로 퍼져나가 전신 건강을

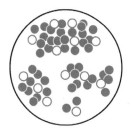 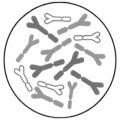 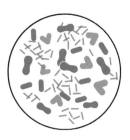

프리바이오틱스	▶	프로바이오틱스& 마이크로바이옴	▶	포스트바이오틱스
유익한 균들의 먹이가 되는 비소화성 탄수화물 (식이섬유 등)		프리바이오틱스를 분해, 발효		프로바이오틱스& 마이크로바이옴이 프리바이오틱스를 먹고 만들어낸 대사물질

조율한다. 포스트바이오틱스는 인체 미생물이 만들어내는 것으로 건강에 유익한 대사물질이다. 우리가 먹는 음식은 대부분 소장에서 소화되고 흡수된다. 남은 영양소들은 대장에서 마이크로바이옴의 먹이가 되고 발효되는 과정을 거쳐 인체에 유익한 영향을 주는 다양한 물질인 포스트바이오틱스를 만든다.

이 생소한 단어가 핵심으로 떠오르는 이유는 간단하다. 인간의 평균 기대수명이 높아지면서 '오래 사는 것'보다 '건강하면서도 외적 매력이 넘치는 삶을 사는 것'으로 기준이 변하고 있기 때문이다. 그렇다면 날씬한 몸으로 활기차게 사는 것과 마이크로바이옴은 어떤 연관성이 있을까?

장내 마이크로바이옴 균형은 인체 건강의 핵심이다. 장내 미생물이 다양하고, 유익균이 많고, 유해균이 적을수록 장내 마이크로바이옴이 균형 잡힌 상태라고 할 수 있다. 그러나 대부분의 현대인들은 정제된 가공식품을 먹고 항생제, 스트레스, 환경오염 등에 노출되어 마이크로 바이옴의 균형이 무너지기 쉽다. 마이크로바이옴의 균형이 깨지면 건강에 이상 신호가 켜지는 것은 물론 비만, 대사증후군 등으로 이어진다. 그래서 건강하고 날씬한 몸을 가지려면 마이크로바이옴의 균형부터 살펴봐야 한다.

인체에 존재하는 미생물 중 무려 90%가 장에 서식한다. 장 건강에 집중해야 하는 이유다. 장이 건강해야 미생물 생태계가 균형 있게 돌아가고, 미생물의 생태계가 균형 잡혀야 평생 건강하고 날씬하게 살 수 있다.

깨끗하게 비워야
마이크로바이옴이 균형을 되찾는다

평소 깨끗한 음식을 섭취하고 얼마나 잘 비워내느냐가 미생물의 서식환경에 절대적인 영향을 미친다. 물론 좋은 음식을 섭취해 장의 기능을 되살리는 것도 중요하지만 반드시 선행되어야 할 것은 오염된 장을 깨끗하게 비워내는 것이다.

내 몸이 음식을 담는 그릇이라고 가정한다면, 그릇도 깨끗하게 관리해야 하고, 그 깨끗한 그릇에 가공·정제 식품이 아닌 클린한 음식을 담고 싶을 것이다. 깨끗하게 비운 장에 좋은 음식을 채워 넣어야 좋은 영양분을 온전히 흡수할 수 있기 때문이다.

마이크로바이옴이 균형 잡힌 상태는 우리 몸에 유익한 미생물의 숫자가 많고 다양한 종이 서식하는 환경을 의미한다. 미생물의 숫자가 많거나 종 다양성이 확보된 환경을 만들기 위해서는 장이 오염되지 않아야 한다. 깨끗한 환경에서 자연의 생태계가 균형을 이루듯, 오염되지 않은 깨끗한 장에서 우리 몸의 미생물 생태계도 제대로 순환할 수 있기 때문이다. 미생물이 서식하는 장내 환경을 깨끗하게 만드는 것은 우리 몸의 마이크로바이옴을 균형 있게 유지하기 위한 첫걸음이다.

마이크로바이옴의 균형은 유익균과 유해균의 비율에 달렸다

장 내부에 존재하는 미생물은 장 속에 기생하면서 마치 우리 몸의 일부처럼 대사나 면역 활동에 직접적으로 관여한다. 장 내부에는 다양한 세균이 존재한다. 우선 음식물의 소화와 흡수를 돕고 면역계를 조절하는 등 인체에 좋은 영향을 미치는 유익균이 있다. 그다음으로 변비나 설사를 유발하거나 독소를 만들어 인체에 악영향을 미치는 유해균이 있다. 마지막으로 유익균과 유해균의 균형이 깨지면 우세한 쪽에 붙는 중간균이 있다.

건강한 장은 유익균, 유해균, 중간균의 비율로 결정된다. 일반적으

인생이 바뀌는 바디리셋

로 유익균 20%, 유해균 10%, 중간균 70%일 때 가장 좋은 장내 환경으로 본다. 만약 꾸준한 관리로 장내 환경을 건강하게 유지한다면 유익균과 중간균이 한 팀이 되어 90:10(유익균:유해균)의 비율을 유지한다. 하지만 유해균이 유익균보다 증가하면 중간균은 유해균 편이 되어 한순간에 20:80(유익균:유해균)의 비율로 역전될 수 있다. 마이크로바이옴의 균형이 무너지는 것이다. 따라서 마이크로바이옴의 균형은 유익균과 유해균의 이상적인 비율에 달렸다고 할 수 있다. 유익균이 우세한 환경이 바로 마이크로바이옴이 균형을 유지할 수 있는 비결이다.

마이크로바이옴의 균형이 무너지면 앞에서 언급한 대로 장과 관련해 각종 문제를 유발하고, 이런 문제가 지속되면 여러 가지 질환에 노출될 수밖에 없다. 그 악순환의 고리를 끊고 싶다면 유익균이 우세한 쪽으로 장내 환경을 만들고 마이크로바이옴의 균형을 유지해야 한다.

·10·

독소 및 노폐물의
배출을 돕는 유산균

장내 환경을 개선하는
일등공신, 유산균

유익균이 우세한 환경을 유지하는 가장 확실하고도 쉬운 방법은 유산균을 섭취하는 것이다. 과거에는 유산균이라고 해봤자 요구르트나 김치 정도를 떠올리는 사람들이 대부분이었다. 하지만 최근에는 유산균의 유익성이 알려지면서 자신에게 맞는 유산균을 간간하게 고르는 사람도 느는 추세다.

유산균은 유익균의 활동을 돕고 유해균을 억제해 장내 환경을 개선하는 균으로 알려져 있다. 실제로 국내외 여러 논문 및 연구를 통해 유산균의 효능은 충분히 입증되었다. 유산균은 가벼운 변비와 설사를 개선하는 것은 물론 비만, 여성질환, 피부질환, 대사성 질환, 암에 이르기까지 다양한 질환의 개선에 관여한다. 뿐만 아니라 면역력 강화에 큰 도움이 되는 것으로 알려져 있다.

깨끗하게 몸을 비우고 좋은 것으로 채워야 하는 바디리셋에서 가장 주목해야 하는 유산균의 효과는 독소 및 노폐물 배출에 관여한다는 점이다. 유산균의 섭취로 증식된 유익균은 장내에서 활발하게 활동하며 체내에 축적된 독소 및 노폐물의 배출을 원활하게 도와 장 기능을 되살린다. 깨끗한 장을 만들기 위해서는 유산균 섭취가 선택이 아닌 필수다. 매일 꾸준히 섭취하는 유산균만으로도 장을 깨끗하게 비워 장내 환경을 개선하는 데 도움을 받을 수 있다.

끝까지 살아남아 장에 도착할 유산균을 골라라

불과 몇 년 사이 시중에 유산균 제품이 폭발적으로 쏟아져 나오고 있다. 문제는 유산균을 섭취하는 인구는 많지만 유산균에 대한 올바른 정보를 습득한 숫자는 많지 않다는 것이다. 유산균의 종류가 워낙 많고 다양해서 어떤 기준으로 제품을 선택해야 할지 막막해하는 이들도 많다. 아마도 홈쇼핑 채널을 돌리다가 구성 좋은 제품을 우연히 구매하거나, 마트 진열대에 놓인 저렴한 제품을 선택하거나, 주변 사람의 추천으로 먹는 경우가 대부분일 것이다. 한 철 입을 옷을 고를 때도 사이즈며, 색상이며, 디자인을 꼼꼼하게 따지면서 매일 먹는 유산균을 선택할 때는 왜 이렇게 수동적인지 모르겠다. 유산균이 건강한 장내 환경을 만드는 것도 장까지 살아남았을 때 가능한 얘기다. 결국 좋은 유산균을 선택해야만 장내 환경을 바꿀 수 있다. 다음 세 가지만 기억하면 어렵지 않게 좋은 유산균을 선택할 수 있다.

① 투입균수보다 보장균수

투입균수는 제품을 제조할 때 투입하는 균의 수를 말한다. 간혹 투입균수 500억 또는 1,000억을 강조하며 마케팅하는 제품도 있지만 사실 투입균수는 아무런 의미가 없다. 살아있는 생균은 투입되는 순간부터 사멸하기 시작한다. 더구나 온도나 습도 등 외부 환경은 물론, 이후 어떻게 관리하고 보관하느냐에 따라 균의 품질이나 사멸 속도에 큰 차이를 보이기도 한다. 때문에 정작 우리가 유산균을 섭취할 때는 얼마나 섭취할 수 있는지 확인할 수 없다. 따라서 제품을 고를 때는 투입균수가 아닌 보장균수 확인이 꼭 필요하다. 보장균수는 유통기한까지 살아 있다고 보장할 수 있는 균의 수를 의미한다. 식약처에서는 하루 1억에서 100억 마리까지 섭취하도록 권장하고 있으니 권장량을 참고해서 보장균수가 최대한 높은 제품을 선택하는 것이 좋다.

② 프리바이오틱스까지 포함된 제품

유산균의 먹잇감인 프리바이오틱스를 함께 섭취하면 유익균의 수를

인생이 바뀌는 바디리셋

확실히 늘릴 수 있다. 먹이를 먹고 잘 자란 유익균 1마리는 최대 2,500배까지 증식이 가능하다고 한다. 프리바이오틱스는 우리가 섭취한 유산균만 증식하는 것이 아니라 장 속에 있는 유익균까지 증식한다. 때문에 장내 환경을 개선하는 데 매우 긍정적인 역할을 한다. 최근 출시된 대부분의 유산균 제품에는 프리바이오틱스가 포함되어 있다. 하지만 일부 제품에는 프리바이오틱스가 섞이지 않은 경우도 있으니 성분표를 확인하는 것이 좋다. 제품 성분표에 프락토올리고당, 갈락토올리고당, 말토덱스트린, 이눌린 같은 성분이 포함되어 있다면 프리바이오틱스가 함유된 제품이다.

> **프로바이오틱스와 프리바이오틱스 구별하기**
>
> - **프로바이오틱스:** 장까지 살아남아 유해균의 활동을 억제하고 건강한 장을 만드는 유익균을 말한다. 프로바이오틱스는 유산균에만 국한되는 것이 아니라 다양한 유익균을 통칭하는 말이다.
> - **프리바이오틱스:** 프로바이오틱스가 장 속에서 잘 자랄 수 있도록 먹잇감 역할을 한다. 실제로 학계에 따르면 프리바이오틱스가 풍부하게 있을 때와 없을 때, 프로바이오틱스 생장에 6배 이상 차이가 난다는 연구 결과도 있다.

③ 가격보다 성분

유산균을 선택하는 요령을 잘 모르면 가격이 저렴한 제품을 선택하는 경향이 있다. 그런데 가격은 월등히 저렴하지만 꼼꼼히 살펴보면 보장균수가 턱없이 적은 경우도 있다. 유산균은 균주의 종류에 따라 원료가격이 천차만별이다. 가격이 다소 높더라도 원료의 출처가 분명한 균주나 특허받은 균주가 포함된 제품을 선택하는 것이 좋다. 한 가지 꼭 기억해야 할 것은 최대한 다양한 균주가 포함되어 있으면 효과도 다양할 것 같지만 사실은 그렇지 않다는 것이다. 균주가 다양해도 장까지 도달하지 못하고 사멸하는 경우가 많기 때문이다. 유산균을 고를 때는 '락토바실러스'나 '비피도박테리움' 등의 핵심 균주가 포함된 제품을 선택하는 것이 좋다. 이 두 가지 균주는 비교적 장까지 살아남는 능력이 우수한 것으로 알려져 있다. 다음 표를 참고해 원하는 효능을 가진 균주가 포함된 제품을 선택해보자.

■ 프로바이오틱스 성분표

균주	특징 및 기대효과
락토바실러스 가세리	• 알레르기 완화 • 항생물질 생산 • 체중 증가 억제 • 혈당 저하
락토바실러스 람노서스	• 장까지 살아남는 능력이 우수 • 여성의 질 건강에 도움 • 유해균 침입 억제 • 습진, 피부염 예방 • 헬리코박터 파일로리균의 침입 억제
락토바실러스 루테리	• 유해균 억제 • 설사와 아토피에 도움 • 충치 예방 • 여성 질염에 효과

균주	특징 및 기대효과
락토바실러스 불가리쿠스	• 장내 미생물의 균형 유지에 도움 • 유당불내증에 도움 • 변비와 설사 개선 • 면역 조절 효과
락토바실러스 살리바리우스	• 장내 미생물의 균형 유지에 도움 • 대장균과 살모넬라균 등의 성장 저해 • 구취 제거
락토바실러스 아시도필러스	• 장까지 살아남는 능력이 우수 • 궤양성 대장염, 질염 완화 • 콜레스테롤 감소 • 항암 효과 • 면역 조절 효과 • 포도상구균, 살모넬라균, 헬리코박터 파일로리균 제거
락토바실러스 카제이	• 유해균 억제로 변비, 설사에 도움 • 아토피 피부염 예방 • 항암 효과
락토바실러스 파라카제이	• 장 연동운동 정상화 • 설사 완화 • 알레르기성 비염 완화 • 헬리코박터 파일로리균 증식 억제
락토바실러스 퍼멘텀	• 요도 감염 개선 • 콜레스테롤 수치 감소 • 항산화 작용 • 장내 면역계 조절 능력
락토바실러스 플란타룸	• 가스 제거 • 우울증 완화 • 포진 바이러스 억제 • 면역 조절 및 항균물질 형성
락토바실러스 헬베티쿠스	• 대장 점막의 염증 유발 억제 • 유해균의 번식 억제

균주	특징 및 기대효과
비피도박테리움 롱검	• 건강한 아기의 장에 많은 유익균 • 항균물질을 형성해 설사와 알레르기 예방 • 장누수증후군 예방 • 콜레스테롤 수치 감소 • 대장 유해균 및 염증 발생 억제
비피도박테리움 브레베	• 아기의 장에서 추출된 유익균 • 대장균을 억제해 설사에 도움 • 장누수증후군 예방 및 궤양성 대장염 치료
비피도박테리움 비피덤	• 유해균 억제 • 백혈구 증진 • 급성 설사와 대장균 감염 예방 • 여성의 질 건강에 도움 • 비타민 B군 생성
비피도박테리움 락티스	• 장까지 살아남는 능력이 우수한 유익균 • 과민성장증후군 치료와 항생제 관련 설사에 도움 • 면역세포의 활성과 천연항균물질 생산

유산균으로 뚱보균을
없애고 날씬균을 키운다

장내 미생물 연구자인 미국의 제프리 고든 박사 연구팀은 비만 환자들에게 1년 동안 지방과 탄수화물을 제한하여 다이어트를 시키면서 장내 미생물 구성을 비교 연구했다. 그 결과 뚱뚱한 사람의 장에는 뚱보균(Firmicutes, 퍼미큐테스)이라는 세균이 상대적으로 많았다. 그리고 1년 동안 다이어트에 성공한 날씬한 사람들의 장내 미생물 구성을 다시 검사해보니 유익균인 날씬균(Bacteroidetes, 박테로이데테스)의 비중이 너 높았다.

뚱뚱한 사람의 장 속에는 원래부터 뚱보균이 많았지만, 체중 감량 후 다시 측정해 보니 날씬해진 그들의 장 속에 날씬균이 늘어난 것을 확인한 것이다. 이 연구를 기점으로 장내 미생물과 비만이 서로 밀접한 연관성이 있다는 게 밝혀지면서 큰 주목을 받았다. 최근에는 이에 편승해 다이어트 보조제 개념으로 출시되는 유산균도 크게 늘었다.

또 다른 연구에서는 타고난 유전자는 같지만 몸매가 서로 다른 쌍둥이들을 대상으로 장내 미생물을 조사했다. 동일한 유전자의 일란성 쌍둥이인데도 뚱뚱한 사람은 뚱보균을, 날씬한 사람은 날씬균을 더 높은 비중으로 가지고 있었다. 특히 쌍둥이 중 뚱뚱한 사람의 장에는 장내 미생물의 다양성이 부족한 것을 확인할 수 있었고, 날씬한 사람의 장에는 더 다양하고 유익한 세균이 자라는 것으로 확인되었다.

이렇듯 한 부모에게서 태어났더라도 장내 미생물 환경은 얼마든지 달라질 수 있다. 장내 미생물 환경이 달라지는 이유는 유전보다 환경이 훨씬 더 큰 영향을 미치기 때문이다. 후천적으로 만들어진 몸매에 따라서도 달라지고, 어떤 음식을 먹고, 유산균을 얼마나 먹었느냐에 따라 유익균과 유해균의 비중은 판이하게 달라진다.

뚱보균은 식욕억제 호르몬인 렙틴의 작용을 방해해 폭식이나 과식을 유발하고, 당분을 발효시켜 지방으로 저장하고, 지방 흡수를 촉진해 비만을 유도한다. 그야말로 비만을 부르는 최대의 적인 셈이다. 반대로 날씬균은 장 기능을 향상하고 면역력을 높이며, 지방분해가 활발히 이루어지도록 도와 살이 잘 찌지 않는 몸을 만든다. 실제로 여러 연구를 통해 비만한 사람의 장에는 날씬균에 비해 뚱보균의 비율이 월등히 높다는 것을 밝혀냈다.

그렇다면 장내 세균 중 날씬균의 비율을 높이는 방법은 무엇일까? 적게 먹어도 살찌는 사람, 다이어트를 해도 번번이 실패하는 사람은 장내 환경을 개선해 유익균의 수를 늘리고 유해균의 수를 줄이는 것이 첫 번째 과제다. 유산균을 포함한 프로바이오틱스는 장내 유익균의 증가, 유해균의 감소에 큰 도움을 준다. 특히 유산균은 날씬균의 먹이가 되어 꾸준히 섭취하면 박테로이데스를 증가시키고 뚱보균으로 불리는 퍼미큐테스를 감소시킨다. 유산균의 꾸준한 섭취만으로 뚱보균을 없애고 날씬균을 키울 수 있는 것이다.

Check&Check!

유산균 복용에 관한 YES or NO

1. 유산균은 식후에 바로 먹어야 한다? NO

유산균은 산에 아주 약하기 때문에 위의 산도가 최대한 낮아졌을 때 섭취하는 게 가장 좋다. 따라서 아침 공복, 식후 30분~1시간 이후, 혹은 취침 전에 섭취하는 것을 권한다.

2. 설사를 자주 하는 사람에게도 유산균은 필수다? YES

설사를 자주 하는 사람은 유산균을 더 열심히 챙겨 먹어야 한다. 유산균이 변비를 개선하는 효과 때문에 설사를 자주 하는 사람들은 유산균을 피해야 한다고 오해하기도 한다. 하지만 변 상태가 좋지 않다는 것은 장내 환경이 좋지 않다는 뜻이다. 반드시 유산균을 섭취해 유익균을 늘려 장내 환경을 개선해야 한다.

3. 유산균은 꼭 냉장 보관하지 않아도 된다? YES

생균의 경우 고온, 습도 등에 민감하기 때문에 냉장 보관을 권하는 경우가 많다. 하지만 균주의 종류에 따라 냉장 보관을 하지 않아도 오랜 기간 보장균수가 유지되는 제품도 있다. 각 제품에 표기된 보관방법을 따르는 것이 가장 좋다.

4. 유당불내증이 있으면 유산균을 먹지 말아야 한다? NO

모든 유산균 제품에 유당이 포함된 것은 아니다. 국내에는 유당불내증을 가진 사람들이 많기 때문에 최근에는 유당을 제외한 제품들도 많이 나와 있다. 원료에 우유가 포함되지 않은 제품을 섭취하거나 '락토바실러스 불가리쿠스' 균주가 포함된 제품을 선택하면 유당불내증에 도움이 된다.

5. 유산균과 다른 영양제를 함께 복용해도 된다? YES

대장항문외과 전문의들은 유산균이 다른 영양제의 복용에 특별히 문제가 되지 않는다고 한다. 다만, 항생제를 복용하는 경우 1시간 이상 경과 후에 유산균을 복용하는 것이 좋다고 알려져 있다. 항생제는 우리 몸의 균을 죽이는 약이기 때문에 유산균의 효능 역시 떨어질 수 있다.

· 11 ·

비우기 위해 채워야 하는
식이섬유

마음껏 먹어도 0칼로리!
노폐물 배출 일인자, 식이섬유

탄수화물, 단백질, 지방, 비타민, 미네랄, 물과 함께 주요 영양소로
꼽히는 식이섬유. 식이섬유는 섭취한 열량보다 소화를 위해 소모하는
열량이 더 커서 다이어트에 최적화된 식품으로 꼽힌다. 실제로 53Kcal
의 셀러리를 소화하려면 72Kcal의 열량이 필요하다. 조리과정 없이 클
린한 상태로 섭취한다면 그야말로 '마음껏 먹어도 0칼로리!'가 실현 가
능한 식품이 바로 식이섬유다. 식이섬유는 각종 채소, 도정하지 않은
곡물, 콩류, 견과류, 해조류, 버섯류 등에 다량 함유되어 있다.

식이섬유가 다이어트 식품으로 한몫한다는 것도 중요하지만, 식이섬유의 가장 중요한 역할은 장내 환경을 깨끗하고 건강하게 바꾸어 주는 것이다. 식이섬유는 변의 부피를 크게 만들어서 변비를 예방해주고 독소를 흡착해 몸 밖으로 빨리 내보내는 역할을 한다. 바디리셋 과정에 들어가면 기본적으로 매일 식이섬유를 충분히 섭취하도록 권한다. 식이섬유가 많은 식품은 음식물 찌꺼기와 수분을 끌어들여 노폐물 배출량을 늘리기 때문이다. 실제로 식이섬유 1g을 더 섭취하면 대변량이 3g가량 증가한다는 연구 결과도 있다. 때문에 장을 깨끗이 비워내기 위해서는 필수적으로 섭취해야 하는 것이 식이섬유다.

우리가 채소의 줄기 부분이나 도정하지 않은 곡물을 섭취하면 대부분의 식이섬유가 위와 소장에서 소화되지 못하고 대장으로 그대로 이동한다. 대장에서는 미생물에 의해 분해되는데, 이 과정에서 만들어지는 '단쇄지방산'에도 주목해야 한다. 단쇄지방산은 유해균의 증식을 억제하고 대장 점막을 튼튼하게 만드는 역할을 한다. 무엇보다 장내 마이크로바이옴이 다양하게 유지되는 데 핵심적인 역할을 한다. 따라서 매일 꾸준히 식이섬유를 섭취하면 비만을 예방하고, 장내 환경을 깨끗하게 바꾸고, 유해균의 증식을 억제하고, 마이크로바이옴의 균형도 이룰 수 있다.

하지만 식이섬유를 섭취할 때 주의해야 할 점도 있다. 식이섬유는 체내 수분을 흡착해 노폐물의 부피를 키우기 때문에 물을 충분히 섭취하지 않으면 오히려 변이 딱딱해질 수 있다. 반드시 충분한 물과 함께 섭취해야 한다는 것을 꼭 기억해야 한다. 한 가지 더 알아두어야 할 것은 섭취량이다. 보건복지부가 권장하는 성인의 일일 식이섬유 권장 섭취량은 20~25g이다. 때문에 하루 70g 이상 식이섬유를 섭취하면 장운동이 지나치게 활발해져 배에 가스가 차거나 복부 팽만감이 느껴진다고 말하는 사람도 있다.

하지만 식이섬유 섭취량에 너무 신경 쓸 필요는 없다. 식품 100g을 기준으로 고구마에는 3.1g, 단호박에는 1.8g, 풋고추에는 4.76g, 브로콜리에는 2.68g, 양배추에는 1.84g, 양상추에는 1.19g의 식이섬유가 포함되어 있다. 양배추 1kg을 먹어도 섭취할 수 있는 식이섬유량은 18.4g밖에 되지 않는다. 70g 이상을 섭취하려면 양배추를 매일 4kg 가까이 섭취해야 한다. 하루에 이렇게 많은 양의 음식으로 식이섬유를 보충하는 것은 거의 불가능하기 때문에 식이섬유를 지나치게 섭취하는 것에 대해서는 걱정하지 말고 충분히, 마음껏 먹어도 괜찮다.

만약 음식만으로 식이섬유를 충분히 섭취하기 어렵다면 식이섬유 보충제의 도움을 받자. 다만, 식이섬유를 많이 섭취했을 때 소화가 어렵다면 조금씩 양을 늘리면서 자신의 소화능력에 맞게 조절하면 된다.

식이섬유를 보충해주는 식품

• 채소류

오이, 브로콜리, 양배추, 양상추, 무, 고구마 등은 가장 쉽고 간편하게 식이섬유를 보충할 수 있는 식품이다. 섭취한 칼로리보다 체내 소비 칼로리가 높아서 부담 없이 섭취가 가능하지만 생으로 섭취하거나 최소한의 조리과정만 거치는 것이 좋다. 또한, 고구마는 대표적인 식이섬유 보충식품이기도 하지만 탄수화물 함량도 높기 때문에 반드시 탄수량을 따져서 섭취해야 한다.

- **콩류**

  콩의 식이섬유가 수분을 강하게 끌어들여 부피를 늘리기 때문에 노폐물 배출을 도와 장을 정화하고 장운동도 돕는다. 콩류 중에서 흰강낭콩은 식이섬유와 단백질 모두 풍부해서 다이어트 식품으로 주목받고 있다.

- **버섯류**

  일반 채소보다 식이섬유 함량이 훨씬 더 높다. 특히 목이버섯과 석이버섯은 100g당 60g이 넘는 식이섬유를 포함하고 있다.

- **해조류**

  김, 미역, 파래 등 각종 해조류는 미네랄과 비타민을 포함, 풍부한 식이섬유를 함유하고 있다. 특히 미역과 다시마는 알긴산을 함유해 체내 중금속 배출에도 도움을 준다.

- **견과류와 씨앗**

  견과류와 씨앗은 식이섬유의 좋은 원천일 뿐만 아니라 비타민, 미네랄, 건강한 지방이 풍부하다. 아몬드, 피칸, 호두, 피스타치오, 아마씨, 들깨, 참깨 등이 있다.

- **사과**

  사과는 과일 중에서 식이섬유 함량이 높다. 단, 당분 함량도 높기 때문에 깨끗하게 씻어서 껍질째 섭취하고 하루에 한 개를 가급적 낮에 먹는다.

- **통곡물**

  통밀, 현미, 퀴노아, 귀리 등 통곡물은 탄수화물 함량도 높지만 식이섬유가 풍부한 식품이다. 정제된 곡물을 대체하는 방법으로 섭취하는 것도 좋다.

콜레스테롤 수치를 낮추는 수용성 식이섬유 vs 쾌변을 돕는 불용성 식이섬유

식이섬유는 물에 녹느냐에 안 녹느냐에 따라 수용성과 불용성으로 나눌 수 있다. 먼저 물에 녹는 성질을 지닌 수용성 식이섬유는 소화기관 내에서 물과 결합해 젤리처럼 부드럽고 끈적거리는 형태가 된다. 따라서 장 속에 있는 각종 유해 물질을 더 잘 흡착해 배출되도록 돕는다.

대표적으로 콜레스테롤과 중성지방을 억제해 심혈관 질환의 위험을 낮추는 역할을 하며, 위에서 십이지장으로 천천히 이동하기 때문에 혈당이 급격하게 상승하지 않아 인슐린 분비 속도도 느려진다. 따라서 수용성 식이섬유의 섭취는 심혈관 질환, 비만, 당뇨병을 예방하는 효과가 있다.

수용성 식이섬유가 많이 함유된 식품은 귤, 바나나, 사과, 푸룬 등 과일과 미역, 다시마, 김, 톳 등 해조류다. 대부분 장에서 발효되어 장내 유익균의 먹잇감이 되고, 장내 환경을 유익균이 우세한 환경으로 개선한다.

이와 반대로 물에 녹지 않는 불용성 식이섬유는 섬유질 자체가 물을 흡수하는 성질을 가지고 있다. 우리가 섭취하는 채소의 줄기, 과일 껍질, 곡류, 견과류 등 다소 거친 질감의 식품에 포함되어 있다. 주된 역할은 물을 흡수해 변의 양을 늘리고 장을 자극해 원활한 배변 활동을 돕는 것이다. 다소 거친 성분이다 보니 물에 녹지 않고 소화기관에서도 분해되지 않아 그대로 배출되는 경우가 많다. 단, 배출 과정에서 장내

인생이 바뀌는 바디리셋

발암물질이나 노폐물 등을 흡착해 함께 배출하기 때문에 대장암을 예방하는 데 도움을 준다.

불용성 식이섬유는 감자, 고구마, 현미, 귀리, 보리, 콩, 브로콜리, 양배추, 상추, 고사리, 양파, 우엉, 표고버섯 등 각종 곡류와 채소류에 많이 들어있다.

■ **식이섬유의 종류**

종류	특징	대표식품
수용성 식이섬유	콜레스테롤과 중성지방을 낮추고 급격한 혈당 변동을 막아 심혈관 질환, 당뇨병, 비만을 예방	귤, 바나나, 사과, 푸른 등의 과일과 미역, 다시마, 김, 톳 등의 해조류
불용성 식이섬유	물을 흡수해 변의 양을 늘리고 장을 자극해 원활한 배변 활동을 도움	감자, 고구마, 현미, 귀리, 보리, 콩, 브로콜리, 양배추, 상추, 고사리, 양파, 우엉, 표고버섯 등 각종 곡류와 채소류

・12・

체내 독소 배출과
순환을 돕는 물

지금 마신 물이 28일 동안
내 몸에 머문다

우리 몸의 70%는 물로 구성되어 있다. 이 중에서 1~2%만 부족해도 극심한 갈증과 고통을 느끼고, 5%가 부족하면 혼수상태에 빠진다. 체내 수분 균형은 인간의 생명과 직결되기 때문에 수분 보충은 무엇보다 중요하다. 하지만 대부분의 사람들은 물을 많이 마셔야 한다는 것을 알면서도 얼마나, 어떻게, 왜 마셔야 하는지 잘 모르는 경우가 많다.

나는 우리 센터의 회원들에게 물 마시기를 늘 강조한다. 처음 상담 받으러 온 회원들에게 수분 섭취의 중요성을 설명하기 위해 매번 똑같

인생이 바뀌는 바디리셋

이 질문하는데, 우선 물 한잔을 떠 놓고 마음껏 마셔보라고 한다. 시원하게 한잔을 모두 비우는 사람부터 한 모금만 겨우 마시는 사람까지 다양하다.

"자, 지금 회원님이 마신 물이 우리 몸에서 배출되려면 얼마나 걸릴까요?"

"한 2~3시간쯤이요?"

"2~3시간이요? 먹은 물이 그렇게 빨리 빠져나가면 먹은 음식이 몸 안에 쌓여서 살찔 일도 없을 텐데, 그렇게 빨리 몸에서 빠져나갈까요?"

"아, 그런가요? 그러면 하루나 이틀?"

"약 28일 후에 배출됩니다."

"28일이요? 그렇게나 오래 걸려요?"

나는 회원이 보는 앞에서 다시 컵에 물을 담는다. 그리고 회원에게 이렇게 이야기한다.

"회원님, 28일 후에 이 컵의 물 상태를 보면 어떻게 되었을까요?"

"말라 있겠죠. 그리고 오염되어 있을 것 같아요."

"그럼 회원님의 몸 상태는 지금 어떨 것 같아요?"

"그럼 저도 그런 상태겠네요?"

"네, 맞습니다. 애석하게도 회원님 몸 상태도 그럴 가능성이 높습니다. 왜냐하면 하루에 커피나 차는 많이 마시지만 순수한 물을 1.5~2L 마시지는 않기 때문이죠. 몸에 물이 제대로 공급되고 배출되지 않아 노폐물이 쌓여 있을 수 있습니다. 세수할 때 커피나 주스로 하지 않고 깨끗한 물로 하듯이 몸 안에 노폐물을 씻어 낼 때도 깨끗한 물을 마셔서 씻어 내야 합니다."

대부분 우리 몸에 들어온 수분은 2~3시간 안에 모두 배출된다고 생각한다. 하지만 이것은 잘못된 생각이다. 우리가 매일 마신 물은 우리 몸 전체를 순환하며 신진대사를 돕고 노폐물을 배출해 체내에 독소가 쌓이는 것을 막아준다. 영양소가 혈액 등 체액을 따라 온몸 구석구석에 전달되는 것처럼 독소도 체액을 따라 우리 몸 곳곳에 퍼진다. 지금 물을 마시면 곧바로 노폐물과 함께 완전히 배출될 것 같지만, 체액이 몸 곳곳을 돌아 모두 빠져나가기까지는 약 28일이 걸린다고 한다.

고인 물은 썩기 마련이다. 깨끗한 물을 지속적으로 보충해주지 않거나 체액이 원활하게 순환하지 않는다면, 우리가 오늘 마신 물은 28일 동안 몸 안에 그대로 쌓여 결국 독소가 될 수밖에 없다. 일반적으로 체내 독소는 땀, 소변, 대변, 호흡 등으로 배출된다. 이 중 75%가 대변으로 배출되고 20%가 소변으로 배출된다. 이 독소를 최대한 빨리 배출하려면 수분을 충분히 섭취해야 하고 체액의 순환이 원활하게 이루어져야 한다. 몸의 순환을 돕는 가장 기본적인 방법은 수분의 보충이다. 깨끗한 물을 하루에 필요한 양만큼 지속적으로 공급해야 원활한 순환과 배출이 가능하다.

많은 사람들이 커피, 주스, 음료 등 다양한 형태로 물을 잘 마시고 있다고 착각하곤 한다. 하지만 실제로 깨끗한 물을 하루에 얼마나 마시는지 체크해 보면 얼마 되지 않음을 알 수 있다. 몸 안에 노폐물이 씻겨 내려갈 만큼 물을 마시지 않으면 변비, 복부팽만뿐만 아니라 피부 질환까지 생길 수 있다.

물 마시는 방법부터 바꿔라

물을 최대한 많이 마시면 더 빨리, 더 많은 독소를 배출할 수 있을까? 그렇지 않다. 우리 몸이 잘 순환되고 신진대사가 활발하게 이루어진다고 해도 하루에 배출되는 수분의 양은 거의 비슷하기 때문에 지나치게 많은 물을 섭취하면 오히려 해가 될 수 있다. 물은 하루에 필요한 양만큼만 보충하는 것이 가장 좋다.

물을 필요 이상 많이 마시면 피로가 쌓이고 위장기능이 떨어져 소화불량이 나타나고 구토를 유발하기도 한다. 수분대사가 원활하지 못한 사람이 지나치게 많은 양의 물을 마시면 오히려 피부에 탄력이 떨어지고 화장실만 수시로 들락거리게 되어 신장이 피로해진다. 물은 하루에 1.5~2L를 마시면 된다. 땀이 많이 나는 일을 했거나 운동을 많이 하는 날에는 좀 더 마신다. 내 활동대사량이 많으면 좀 더 마신다고 기억하면 쉽다.

그렇다면 하루에 물을 언제, 어떻게 마시는 것이 좋을까? 생각날 때 최대한 많은 양의 물을 한꺼번에 마셔도 괜찮을까? 물은 공복 상태에 마시는 것이 좋다. 공복 상태는 아침에 일어났을 때, 아침식사와 점심식사 사이, 점심식사와 저녁식사 사이가 가장 보편적이다. 이때 물을 마시면 된다. 식사 중간이나 직전, 직후에 물을 마시면 소화 효소가 물에 희석되어 소화불량의 원인이 될 수 있다. 마지막으로 저녁 7시 이전까지 하루에 필요한 양의 물을 틈틈이 마신다. 이후 시간에 물을 섭취하면 수면에 방해가 될 수 있기 때문에 취침 5시간 이전에는 하루에 필요한 모든 수분 섭취를 끝내는 것이 좋다.

이렇게 물 마시는 방법을 알려줘도 물을 잘 마시지 못하는 사람도 있다. 이럴 경우 별도로 물 코칭을 3주간 진행하기도 한다. 물을 제대로 마시는 방법을 모르는 사람들은 3주라는 시간이 필요할 정도로 물 마시는 방법을 잘 모르기도 하고, 방법을 알아도 물을 마시기 싫어하기도 한다. 하지만 물 코칭을 3주간 받고 나면 평생 물 잘 마시는 사람으로 변화한다.

① 물을 너무 적게 마셨던 회원

40대 초반 여성, 키 168cm, 물 코칭 이전 체중 72kg, 물 코칭 이후 체중 57kg

물을 너무 적게 마시는 이 회원은 허리 통증이 엄청 심했다. 골반은 틀어져 있었고, 종아리는 내내 부어 있었으며, 두통이 심하고 매일 만성 체증으로 힘들어했다. 악성 변비 때문에 허리 통증까지 온 상태였다. 이 회원은 광고를 만드는 직업이라 밤샘 작업도 많았고 업무 중 스트레스가 많아 하루에 커피를 4~5잔 이상 마셨다. 하지만 물은 온종일 한 컵도 채 마시지 못했다. 물 마실 시간이 없는 게 아니라 생수는 한 컵을 다 먹기 힘들어했다.

이 회원에게는 매일 물을 단계별로 마시도록 코칭했다. 처음에는 하루에 500ml를 마시도록 미션을 주었다. 하지만 물을 '꿀꺽' 하는 소리가 날 정도로 시원하게 마시지 못했고 한 모금도 목으로 넘기기 힘들어했다. 물을 꿀꺽 넘기면 생목이 치미는 느낌이 나서 물 마실 때마다 체하는 것 같다고 했다.

인생이 바뀌는 바디리셋

이런 사람들이 종종 있다. 이들은 물이 목으로 편안하게 넘어가는 느낌이 들어야 스스로 물을 마실 수 있게 된다. 우선 혈액순환이 잘되도록 운동하게 한 후 물을 마시게 한다. 운동 후라 혈액순환이 잘돼서 몸이 더워지므로 물이 목으로 잘 넘어가는데, 이때 물이 목에 부드럽게 넘어가는 느낌을 기억하게 한다. 혈액순환이 잘되면 땀이 나고 몸에서 갈증이 난다. 나는 이 회원에게 꼭 운동이 아니더라도 반신욕이나 사우나 등 혈액순환이 잘되는 활동을 많이 시켜 물을 자연스럽게 마실 수 있도록 유도했다.

물을 잘 못 마시는 사람들에게 500ml 생수병을 주고 마시라고 하면 부담을 많이 느낀다. 그래서 처음에는 300ml 작은 생수병으로 시작한다. 300ml 생수병에 든 물을 마시는 것에 익숙해지면 500ml 생수병으로 바꾼다. 처음에는 하루에 500ml를 먹게 하다가 이후에는 1L를 먹도록 한다. 대부분 1L는 쉽게 마시지만 마의 구간은 1.5L다. 하루에 1L까지는 쉽게 마실 수 있지만 1.5L를 마시는 것은 많이 힘들어한다.

이때는 내가 강하게 물을 마시도록 이끈다. 회원에게 하루에 500ml 생수통을 3개 마련하고 생수통에 1번, 2번, 3번을 적게 한다. 그러고는 저녁 7시 전까지 매일 나에게 사진을 찍어서 보내라고 미션을 준다.

처음엔 다들 힘들어하지만, 물을 다 마실 수 있도록 계속 용기를 주고 수시로 잘 마시고 있는지 체크한다. 물을 잘 마시지 못하는 사람은 물 마시는 데 두려움이 있기 때문에 용기가 필요하다. 그러다 보면 어느새 500ml 생수 3병을 무리 없이 잘 마시게 되는 때가 온다. 보통 여기까지 만드는 데 3주의 시간이 걸린다.

물을 잘 먹지 않으면 운동해도 땀이 잘 나지 않는다. 물을 잘 마셔야 운동 시 땀이 잘 나고 노폐물 배출 속도도 빨라진다. 그래서 물을 잘 마시게 된 이후부터 본인의 몸 상태가 좋아지는 것을 스스로 느끼게 된다. 결국 이 회원은 운동하면서 물을 잘 마시는 습관을 만들어 6개월 만에 72kg에서 57kg까지 15kg나 체중을 감량했다. 이 외에도 변비가 개선되었고 허리 통증, 두통, 만성체증, 종아리 부종에서 완전히 해방되었다.

② 물을 너무 많이 마셨던 회원

30대 후반 여성, 키 174cm, 물 코칭 이전 체중 70kg, 물 코칭 이후 체중 64kg

물을 너무 많이 마셔서 문제인 회원도 있었다. 하루에 평균적으로 3L의 물을 마신다고 했다. 워낙 등산을 좋아해서 등산하는 날은 하루에 4~5L까지도 물을 마신다고 했다. 그래서 등산을 한 뒤에는 오히려 살이 쪄서 왔다. 저녁만 되면 입이 바짝바짝 마르고 아침에는 목이 말라 잠에서 깬다며 불편함을 호소했다. 자기 전에 목마름이 특히 심해서 물을 마시고 자는 습관이 있었는데 이 때문에 수시로 깨서 화장실에 다녀오다 보니 수면의 질도 좋지 않았다. 늘 몸이 무겁고 피곤한 상태였다.

이 회원에게는 미네랄 소금물 1L, 생수 1L를 마시도록 지도했다. 워낙에 물을 벌컥벌컥 마시는 습관이 있는 분이라 물을 한 모금씩 마시는 것을 오히려 힘들어했다. 물을 과도하게 마시면 몸에 있는 영양성분까지 빠져나가 손실이 크다. 운동을 잘해도 물을 많이 마신 날은 부종으로 인해 체중이 오른다.

인생이 바뀌는 바디리셋

물을 잘 마시지 않는 사람보다 물을 너무 많이 마셔서 문제인 사람들의 물 코칭이 훨씬 더 오래 걸린다. 이 회원 역시 그랬다. 미네랄 소금물 1L를 아침 공복부터 점심식사 전까지 마시도록 했고 나머지 물 1L를 저녁 6시 전까지 나누어 마시게 했다. 해가 지면 물을 먹지 않는 시간이라고 기억하게 했다. 저녁에 갈증이 나면 물을 벌컥벌컥 마시지 말고 입만 조금 축이는 정도로 마시게 했다.

포기하지 않고 꾸준히 노력한 결과 이 회원은 정상적으로 물 마시는 습관을 갖게 되어, 하루에 4L 이상 물을 마시던 '물 먹는 하마'에서 완전히 탈출하게 되었다. 수면의 질도 좋아져서 더 활기를 찾았고 지금은 부종 없는 가벼운 삶을 살고 있다.

Check&Check!

운동 중에 물을 마셔도 되나요?

물은 혈압과 심박수를 안정시키고 근육의 효율성을 높인다. 따라서 운동 중이나 운동이 끝난 후 적당한 수분 섭취는 피로감을 덜어주고 기초대사량을 높이는 효과를 가져온다.

1. 운동 시작하기 2시간 전
운동을 시작하기 2시간 전에 미리 수분을 보충해 주는 게 좋다. 체온과 비슷한 온도의 따뜻한 물 500~600ml 정도를 조금씩 나눠 마신다.

2. 운동 중에는 목을 축이는 정도만
운동 중 배출하는 땀으로 인해 탈수가 2%만 진행되어도 근력과 체력이 약해지고 인지 능력과 집중력이 저하된다. 운동 중에는 가볍게 목을 축이는 정도로 수분을 보충한다.

3. 운동 후에는 줄어든 체중의 1.5배

땀을 많이 흘리는 고강도 운동을 하고 체중을 쟀을 때, 체중이 줄었다면 줄어든 체중의 약 1.5배만큼 물을 보충해 주는 것이 좋다. 그래야 땀으로 배출된 수분을 채울 수 있다.

커피와 차는 물이 아니다

우리는 일상에서 끊임없이 무언가를 마시기 때문에 수분을 충분히 섭취했다고 착각하기 쉽다. 하지만 물을 대신해 마신 차나 커피, 음료 등은 절대 물을 대신할 수 없다. 특히 카페인이 포함된 커피나 차, 탄산음료 등은 이뇨작용을 촉진해 오히려 마신 양보다 더 많은 양의 수분을 몸에서 배출하기 때문에 수분 보충에는 전혀 도움이 되지 않는다. 보통 소변으로 1.5~2배 정도의 수분을 배출하므로 커피 300ml를 마셨다면 500ml 정도의 물을 더 보충해야 한다.

식이조절을 하면서 운동을 병행하면 소변과 땀의 배출량이 늘어날 수 있는데, 이때도 물을 통해 수분을 보충하는 것이 가장 좋다. 소변과 땀의 배출량이 늘었다는 것은 원활한 신진대사를 통해 축적된 노폐물이 잘 배출되고 있다는 뜻이다. 이때 수분만 잘 보충해주면 신진대사가 빨라져 지방을 좀 더 효율적으로 태우는 데 도움이 된다. 커피, 차, 탄산음료, 이온음료, 기타 카페인이 포함된 음료 대신 미온수를 틈틈이 마셔

인생이 바뀌는 바디리셋

수분을 보충하는 것만이 체내 수분량을 유지할 수 있는 비결이다.

점심식사를 마치고 오후 2~3시쯤 되면 졸리거나 급격히 체력이 떨어지는 느낌이 들 때가 있다. 이때 찾는 것이 대부분 카페인 음료다. 커피나 차 대신 물을 마셔보자. 의외로 물 마시는 습관을 통해 에너지가 올라가고 기분 전환에도 도움을 받을 수 있다. 간혹 갈증이 날 때만 조금씩 물을 마신다는 사람도 있는데, 물은 갈증이 나기 전에 수시로 보충하는 것이 좋다. 갈증을 느낀다는 것은 이미 체내 수분 밸런스가 깨지고 있다는 의미다.

건강하게 물 마시는 법

1. 찬물을 한 번에 많이 마시지 말고 상온의 물을 여러 번 나눠 마시기
2. 목이 마르지 않아도 수시로 수분 보충하기
3. 커피, 차, 음료수 대신 깨끗하고 미네랄이 풍부한 물로 수분 보충하기
4. 땀을 많이 흘렸거나 소변을 많이 배출했을 때는 배출한 양의 1.5~2배 보충하기
5. 자신의 키와 몸무게에 따라 적정량의 물 섭취하기

건강하게 채운다

내일이 없는 것처럼 먹지 마라

· 13 ·

생명 유지 그 이상을 위한 선택,
6대 영양소

영양소의 밸런스가
몸의 밸런스를 이룬다

세포가 활성화되려면 여러 가지 영양소의 균형이 맞아야 한다. 우리가 필수적으로 섭취해야 하는 6대 영양소에는 탄수화물, 단백질, 지방, 비타민, 미네랄, 물이 있다. 이 영양소를 골고루 섭취해 영양의 밸런스가 맞는다면, 들어온 칼로리를 효율적으로 사용해 에너지로 활용하고 세포도 건강한 상태를 유지하게 된다.

하지만 현대인들은 거대영양소인 탄수화물, 단백질, 지방은 충분히 섭취하고 있지만 미량영양소인 비타민과 미네랄, 물은 섭취가 부족해 영양 밸런스가 깨져 있는 경우가 많다. 거대영양소와 미량영양소의 불균형은 몸의 밸런스를 무너뜨린다. 미량영양소가 부족하면 외부에서 들어오는 많은 영양소를 각 신체 기관에 전달하고, 에너지 대사에 관여하고, 호르몬 분비가 원활하게 이루어지도록 돕는 일꾼이 부족한 상태가 된다. 따라서 탄수화물, 단백질, 지방은 좋은 음식으로 충분히 섭취하고 하루에 필요한 미량영양소도 반드시 섭취해 영양소의 균형을 이루는 것이 중요하다.

한 가지 주의해야 할 것은 우리 식생활이 쌀을 주식으로 하는 데다 추가로 밀가루, 설탕, 기타 당분의 섭취가 많아 탄수화물을 이미 비정상적으로 많이 섭취하고 있다는 것이다. 탄수화물 섭취량을 대폭 줄이고 양질의 단백질과 좋은 지방을 섭취해 영양 밸런스를 새롭게 조절할 필요도 있다.

음식의 섭취가 단순히 배를 채우고 생명을 유지하는 수단에서 그 몫을 다하는 것은 아니다. 노화를 늦추고, 양질의 에너지를 내고, 질병과 맞서 싸우고, 더 건강한 삶을 영위하기 위해 영양을 채우는 역할도 한다. 우리가 먹는 모든 음식은 우리 몸속 세포 하나하나의 근간을 이룬다. 영양을 균형 있게 채워야 비로소 우리 몸과 마음 모두 온전히 채울 수 있다.

인생이 바뀌는 바디리셋

우리 몸에 꼭 필요한
여섯 가지 필수 영양소

① 기초대사량을 높이는 필수조건인 단백질

단백질은 우리 인체의 피부조직, 근육, 힘줄, 뼈, 머리카락 등을 구성하는 성분이다. 에너지를 만들어내고, 항체를 형성해 세균이나 바이러스 같은 외부 침입에 맞서 싸우는 역할을 한다. 근육량이 많으면 기초대사량이 높아져 기본적으로 소비하는 열량이 많아진다. 때문에 단백질을 충분히 섭취해 근육량을 유지하는 것이 중요하다. 무엇보다 근육량이 많으면 탄수화물이나 당에 대한 욕구가 낮아져 체지방 감량에 큰 도움을 받을 수 있다. 체중 1kg당 1~1.2g의 단백질을 섭취하는 것이 바람직하다. 체중이 60kg이라면 약 60~72g의 단백질을 매일 보충하면 된다. 단백질 식품을 선택할 때는 달걀, 두부, 생선, 육류 등 다양하게 섞어서 섭취하는 것이 좋다.

② 살 말고, 에너지가 되는 탄수화물

탄수화물의 종류는 크게 단순당질과 복합당질로 나뉜다. 설탕·사탕·음료수같이 먹었을 때 바로 단맛이 나는 것을 단순당질, 감자·고구마·통곡물같이 씹을수록 단맛이 나는 것을 복합당질로 이해하면 쉽다. 탄수화물은 신체 움직임에 필요한 에너지의 재료라 꼭 필요한 영양소다. 하지만 혈당을 급격하게 올리는 단순당의 섭취가 많아지면 당뇨와 비만을 유발해 결국 살찔 수밖에 없다. 따라서 혈당을 천천히 올리는 복합당질 위주로 섭취하는 것이 바람직하다. 탄수화물을 섭취할 때는 단독으로 섭취하지 말고 식이섬유, 단백질, 지방 등의 영양소와 함께 섭취해 살이 아닌 에너지가 될 수 있도록 해야 한다.

③ 효율적인 에너지 공급원인 지방

탄수화물이나 단백질은 1g당 4Kcal의 에너지를 내는 반면 지방은 1g당 9Kcal의 에너지를 낸다. 때문에 지방은 우리 몸에서 가장 효율적인 에너지 공급원이다. 뿐만 아니라 우리 몸의 체온을 유지해 주며 뇌와 신경세포를 구성하는 주요 성분이기도 하다. 트랜스지방과 같은 변형된 지방, 혈관이나 복부에 쌓인 지방이 몸에 해로운 건 사실이다. 하지만 지방 그 자체는 우리 몸에 꼭 필요한 영양소다. 특히 오메가3나 오메가6, 오메가9과 같은 불포화지방산이 풍부한 올리브오일, 포도씨유, 생선, 견과류 등은 꾸준히 챙겨 먹으면 세포막을 부드럽게 만들어 영양소의 흡수를 돕고 체내 염증 수치를 줄이는 역할을 한다.

④, ⑤ 에너지 대사의 컨트롤타워인 비타민과 미네랄

비타민과 미네랄은 탄수화물, 단백질, 지방과 달리 하루에 필요한 양이 매우 적어 미량영양소로 불린다. 하지만 극소량이 필요한 비타민과 미네랄은 3대 영양소가 효율적으로 이용될 수 있도록 돕는 역할을 한다. 신체 각 기관의 기능을 조절하고, 신경계의 안정과 생리작용, 두뇌활동 등에 관여하기도 한다. 비타민과 미네랄이 부족하면 에너지를 사용하거나 축적하는 대사에 이상이 생겨 체지방 과잉이 될 수도 있다.

하루에 필요로 하는 양이 적을 뿐, 그 역할이 매우 중요하다는 것을 간과해서는 안 된다.

⑥ 신진대사를 활성화하는 물

물은 우리 몸 곳곳을 순환하며 신체 내 장기의 활동을 활발하게 만들고, 영양소·노폐물·산소를 운반한다. 체온을 유지하는 것은 물론 기

■ 6대 영양소 섭취 가이드

영양소	신체 구성비	특성	기능	대표음식
탄수화물	0.4~1%	생명 활동에 필요한 에너지를 만들고 몸을 구성하는 물질	체내 에너지원 공급과 집중력, 기억력 강화	고구마, 감자, 통곡물 등
단백질	14~19%	생리적 기능과 생명 유지를 위해 필요한 물질을 만들고, 탄수화물 부족시 에너지원으로 활용	근육, 뼈, 힘줄, 피부, 머리카락, 손톱, 발톱 등 신체 조직 구성	소고기, 닭고기, 돼지고기, 양고기, 생선, 달걀, 콩 등
지방	12~20%	세포막을 구성해 신체를 보호하고 영양소 운반과 흡수를 도움	체온을 유지하고 가장 효율적인 에너지를 내는 공급원	견과류, 버터, 들기름, 참기름, 아보카도오일, 올리브오일 등
비타민	–	소량 섭취만으로도 신체 대사와 생리기능을 조절	3대 영양소의 대사를 도움, 항산화 작용, 면역력 증강	각종 채소, 과일, 버섯 등
미네랄	5~6%	생체를 구성하는 원소 중 하나	신체 골격과 구조를 이루는 중요한 요소, 생리작용을 조절	고기, 채소, 해조류 등
물	70%	신체의 70%를 구성하는 성분, 생명 유지에 반드시 필요한 성분	산소와 영양소를 운반하고 각종 노폐물을 배출	차, 음료, 커피 등을 제외한 물

초대사량도 늘려 신진대사를 활성화한다. 우리 몸의 70%를 차지하는 물은 생명 유지에 꼭 필요한 성분이며 1~2%만 부족해져도 건강에 이상을 일으킨다. 모든 영양소가 하루에 필요한 양이 정해져 있듯, 물 역시 하루에 자신에게 필요한 양이 정해져 있다. 부족하지 않도록 생각날 때마다 조금씩 자주 먹어서 수분을 보충하도록 한다. 특히 아침에 일어나서 마시는 물 한잔은 신진대사를 활성화하고 원활한 배변을 돕는 좋은 습관이다.

·14·

먹는 것이 나를 만든다

내 몸을 망치는 가공식품

"운동도 하고 시키는 대로 먹었는데 왜 살이 안 빠지는 거죠?"

어느 날 한 회원이 화가 잔뜩 난 상태로 센터에 들어왔다. 차분히 앉아 회원이 하는 얘기를 들어봤다. 일주일에 몇 번씩 와서 나름대로 운동도 열심히 했고, 집에 가서는 배고픔을 참아가며 식이조절도 했는데 도통 살이 빠지지 않으니 화가 나서 따지러 왔다고 했다. 남들은 음식 절제도 가능하다는데, 자신은 식탐도 여전하다고 불만을 드러냈다. 그녀가 요즘 어떤 음식을 먹고 있는지 먼저 체크했다.

"회원님, 요즘 식사는 어떻게 하고 계신가요?"

"저 요즘 다시마 국수밖에 안 먹어요!"

"그 다시마 국수가 문제였군요!"

"원장님, 그게 무슨 말씀이시죠? 다시마 국수는 건강식 아닌가요?"

"다시마 국수는 건강식이 아니라 그냥 가공식품입니다."

다시마 국수가 칼로리도 적고 맛도 좋아 저녁 대용이나 야식 대용으로 매일 먹는다는 회원은 내 말에 펄쩍 뛰었다. 자신이 먹는 다시마 국수는 '100% 완도산 다시마'로 만든 건강식이라며 이해할 수 없다는 반응이었다.

한때 다이어트 식품으로 큰 인기를 끌었던 해초 국수의 주원료는 '해초 페이스트'다. 다시마, 미역, 톳 등 해초를 갈아 여러 가지 첨가물을 섞어 면의 형태로 뽑아낸 것으로, 영양성분표를 살펴봐도 페이스트 안에 정확히 어떤 첨가물이 들어가는지 확인할 수 없다. 분명한 것은 아무런 첨가제 없이 해초만으로는 탱글탱글한 면의 형태를 만들 수 없다는 것이다.

물론 30%의 다시마와 70%의 첨가물로 페이스트를 만든다 해도 30%의 다시마가 모두 완도산이라면 "100% 완도산 다시마로 만든"이라는 문구를 쓸 수 있다. 여기서 오해가 시작된다. 그런데 문제는 여기서 그치는 게 아니다. 해초 국수의 맛을 내는 고추장 베이스 소스와 간장 베이스 소스는 그야말로 각종 화학첨가제 덩어리다. 이 회원은 이런 사실을 전혀 인지하지 못한 채 매일 밤 건강식으로 생각하고 먹어온 가공식품 때문에 식욕 조절도 힘들고 체중 감량도 어려웠던 것이다.

사실 바디리셋을 진행하며 회원들에게 가공식품과 클린푸드 구별법을 이해시키고 설명하는 것이 가장 힘들다. 이런 과정에서 의미 없고 소모적인 설전을 벌여야 할 때도 많다. 해초 국수, 곤약면, 패킹 닭가슴살, 단백질 쿠키, 시판용 된장·고추장 등이 모두 가공식품이란 사실을 일일이 이해시키고 설명해야 할 때도 있다.

식품의 원재료를 섭취·조리·보관이 간편하도록 가공한 식품을 가공식품이라고 한다. 가공의 뜻을 풀이하면 더할 가(加), 인공 공(工)으로 뭔가를 인공으로 더한다는 의미다. 단맛을 내기 위해 설탕 대신 감미료를 더하고, 보관 기간을 늘리기 위해 보존제나 방부제를 더하고, 먹음직스러운 색감을 내기 위해 착색제를 더하는 등 가공식품에는 수없이 많은 첨가제가 들어간다.

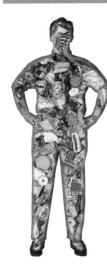

가공&정제식품 트랜스지방/설탕

심장마비 4배
당뇨 4배
관절염
수면장애
우울증
암
알레르기
식이장애
발 질환
통풍
수명단축

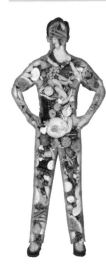

과일, 채소, 잡곡

자기수용적
낮은 사고율
낮은 감정소모
높은 에너지 레벨
넘치는 정력

■ 가공식품 구별법

구별법	주요 리스트
1. 제품 뒷면의 성분표를 확인할 것. 알아볼 수 없는 성분이 들어있다면 대부분 가공식품이다. 2. 신선식품의 보존 기간이 길다면 대부분 방부제가 들어있다는 뜻일 수 있다. 3. 방부제가 들어있지는 않지만 오래 먹을 수 있도록 저온 살균한 우유도 사실 가공식품에 속한다. 4. '100% ○○○로 만든, ○○○성분 무첨가' 등 소비자를 혹하게 하는 마케팅을 조심해야 한다. 5. 식품 원재료의 맛보다 훨씬 강한 단맛, 짠맛이 난다면 거의 가공한 식품이다.	• 편의점 도시락처럼 섭취가 간편하도록 미리 포장된 식품 • 양념장이나 육수 등이 포함된 밀키트 제품 • 식사 대용품인 각종 시리얼 • 소시지, 포장 닭가슴살 등 육류를 가공·포장한 제품 • 각종 과자, 비스킷, 파이, 빵류 • 패스트푸드점의 감자튀김 • 과일을 가공해 만든 음료, 잼, 드레싱 • 각종 소스나 드레싱 • 각종 통조림 식품 • 베이컨, 살라미, 하몽 등 육류 대체식품 • 두유, 첨가제가 들어간 두부 등 콩을 가공해 만든 제품 • 요구르트, 요거트, 아이스크림, 치즈 등 각종 유제품 • 기타 원재료에 각종 첨가물을 더해 생산한 모든 식품

이러한 첨가제가 우리 몸에 쌓이면 배고픔이나 포만감을 유발하는 호르몬을 교란하고, 음식에 대한 탐닉을 키우며, 결과적으로 체중 증가를 가져온다. 무엇보다 알레르기를 유발하거나 면역력을 떨어뜨리고 장내 미생물 생태계의 균형을 무너뜨려 더 큰 질환을 유발할 수 있다. 건강한 식이 습관이 자리 잡기 위해 가장 먼저 해야 할 일은 가공식품의 섭취를 줄여나가는 것이다. 가공식품의 빈자리를 서서히 좋은 식품으로 채워나가다 보면 종국에는 가공식품을 완전히 끊어낼 수 있을 것이다.

내 몸을 살리는 클린푸드

이미 여러 차례 강조했지만 바디리셋 과정에서 가장 중요한 것은 장을 깨끗하게 비우고 건강에 이로운 음식을 섭취해 영양을 충실히 공급하는 것이다. 이 과정이 내 몸을 바로 세우고 삶을 변화시키는 핵심이다. 무심코 섭취했던 첨가제 범벅인 음식을 내 몸에 이로운 음식으로 바꾸는 것은 생각보다 쉽지 않다. 당장 어떤 음식이 몸에 좋고 어떤 음식이 해로운지 구분하지 못하는 경우가 많기 때문이다. 하지만 내 몸을 건강하게 되살리기 위해 반드시 거쳐야 하는 과정이고, 실천해야 하는 과제다.

우선 먹지 말아야 하는 음식은 각종 첨가제가 들어간 가공식품이고, 먹어야 하는 음식은 자연의 상태 그대로이거나 최소한의 조리과정만 거친 클린푸드여야 한다. 각종 신선한 채소, 발사믹 식초나 레몬, 식물성 오일로 맛을 낸 신선한 샐러드, 그대로 굽거나 쪄낸 등심·안심·목살·닭가슴살 등의 육류, 삶아서 먹거나 올리브오일로 간단하게 조리한 달걀, 소금간만으로 구워낸 생선, 조미하지 않은 견과류 등이 대표적인 클린푸드라 할 수 있다.

물론 클린푸드를 섭취하기 위해서는 식재료를 하나하나 쇼핑하고, 다듬고, 조리하는 수고로움도 감수해야 한다. 외식 메뉴를 선택할 때도 고민해야 하고, 수십년간 소울 푸드로 여겨온 기름지고 자극적인 음식을 끊어내야 하는 인내도 필요하다. 하지만 이런 과정이 며칠간 반복되면 몸에서 먼저 반응이 온다.

묵직한 아랫배가 가벼워지고, 아침에 일어나면 개운한 느낌이 든다. 피부가 맑아지고, 체중이 감소하며, 무엇보다 장이 편안한 느낌이 든다. 더욱 신기한 변화는 그동안 식재료에서 느끼지 못했던 미세한 단맛과 짠맛, 신맛이 느껴진다는 것이다. 쓰게만 느껴졌던 셀러리에서 묘한 단맛과 짠맛이 느껴지고, 소금을 찍지 않아도 삶은 달걀에서 미세한 간이 느껴진다. 바로 원재료 고유의 맛을 알게 되는 것이다. 우리 회원들은 이전에는 한 번도 경험해보지 못했던 이러한 변화가 가장 신선했고, 클린푸드 섭취를 지속하게 하는 원동력이 되었다고 말한다.

이는 식재료가 가진 고유의 영양을 내 몸에서 온전히 흡수하며 생기는 긍정적인 변화다. 그동안 우리는 수많은 가공식품을 섭취하며 식재료 고유의 영양을 온전히 섭취하지 못했다. 여기에 더해 각종 화학물질에 지속적으로 노출되어 건강을 잃어갔다. 음식을 통해 건강을 찾는 것은 그 어떠한 건강기능식품으로도 대신할 수 없다. 인간이 본연의 방법으로 가장 건강하고 이롭게 살아갈 수 있는 방법이 바로 클린푸드를 섭취하는 것이다. 이렇게 바디리셋은 아무거나, 닥치는 대로, 즉흥적으로 먹던 과거의 습관을 교정해주고 내 몸을 변화시켜 자신의 소중함을 일깨워준다.

클린푸드로 오해하기 쉬운 음식

해초 국수: 해초 성분이 소량 들어간 압축 정제 탄수화물 형태의 가공식품이다. 국수는 국수일 뿐 그 이상도, 그 이하도 아니다.

쌀빵과 호밀빵: 쌀이냐, 밀이냐의 차이일 뿐이다. 각종 향미료와 첨가제가 포함된 빵 자체를 클린푸드로 볼 수는 없다.

스리라차 소스: 0칼로리의 함정. 결국 첨가제 가득한 자극적인 소스다.

키토김밥: 집에서 만든 건 강추하지만 시판용은 조미료 덩어리다.

글루텐 프리빵: 밀가루에 포함된 단백질 성분 중 하나인 글루텐을 빼고 만든 빵이다. 글루텐이 소화장애, 아토피를 일으킨다는 잘못된 정보로 인해 글루텐을 뺀 빵이 건강한 빵으로 인식되고 있다. 소화가 잘 안되고 아토피가 있는 사람은 압축 정제 가공 밀가루로 만든 음식 자체를 멀리해야지, 글루텐의 유무가 중요한 것은 아니다.

시판용 패킹 닭가슴살: 조미료 덩어리 가공식품이다. 전자레인지에 돌려서 먹는 방식은 일차적으로 비닐 팩에 있는 환경 호르몬이 닭가슴살에 그대로 스며들기 때문에 더욱 해롭다. 절대 클린푸드가 아니다.

시판용 간장·고추장·된장·쌈장: 성분표를 확인해보길. 엄청난 첨가물과 나트륨, 설탕이 포함되어 있다.

프로틴 관련 음료 및 과자: 단백질을 몸에서 흡수하는 형태는 굉장히 복잡하고 까다로운 조건이 있는데 이런 가공식품으로는 건강하고 올바른 몸을 만들기 어렵다.

감미료: 스테비아, 알룰로스, 에리스리톨, 기타 등등이 칼로리가 없고 몸에 흡수되지 않고 바로 배출된다는 점에서 설탕 대체 당으로 각광받고 있는데 과도한 섭취가 문제가 된다. 당 섭취는 제한하는 것이 건강에 좋다.

· 15 ·

음식만으로는
충분한 영양소 섭취가 불가능하다

한계가 있다면
건강보조식품으로 채워라

인간은 비타민과 미네랄이 부족하면 세포가 제 기능을 못 하기 때문에 생존할 수 없다. 따라서 비타민과 미네랄은 필수 영양소에 속한다. 3대 영양소를 음식에서 섭취하듯, 그동안 우리는 비타민과 미네랄도 채소나 과일을 통해 보충해왔다. 하지만 현대사회에서는 음식을 통해 비타민과 미네랄을 충분히 섭취하기 어려워졌다.

과거에는 비옥한 토양과 오염되지 않은 환경에서 천천히 자란 채소와 과일을 먹고 살았다. 불과 60~70년 전까지만 해도 고추 몇 개, 오이 몇 개, 과일 몇 조각만으로도 충분히 다양한 미량영양소를 보충할 수 있었다. 하지만 토양과 환경이 오염되면서 상황은 완전히 달라졌다. 채소나 과일의 재배율을 높이고 수확 시기를 앞당기기 위해 사용하는 수많은 화학물질에 의해 미량영양소는 점점 더 파괴되고 있다.

일부 학자들은 1950년대의 채소에 비해 2020년대의 채소에는 영양 성분이 20배 가까이 부족하다고 주장한다. 예를 들어, 1950년대에는 오이 1개로 충분한 비타민을 섭취할 수 있었지만, 요즘은 오이 20개를 먹어야 그만큼의 영양을 섭취할 수 있다는 것이다. 과일은 더 심각하다. 무려 50배가 넘게 섭취해야만 이전의 함량과 비슷하게 미량영양소를 섭취할 수 있다고 한다.

오염되고 메말라가는 토양에서 자란 채소와 과일만으로 충분한 영양을 보충할 수 없다면 건강보조식품으로 영양을 보충하는 것도 방법이다. 영양성분이 다 빠져나가 빈껍데기인 과일이나 채소를 먹는 것보다 간편하게 섭취할 수 있는 한 알의 멀티비타민이 훨씬 더 유익하다는 얘기다. 단, 건강보조식품을 고를 때는 원료의 출처와 성분, 함량 등을 꼼꼼히 따진다.

꼭 보충해야 하는 미량영양소

· 비타민C

해독 과정에 필요하고 변비를 완화하는 기능이 있는 비타민C의 일일 권장 섭취량은 1,000mg 이상, 최대 3,000mg까지다. 비타민C는 활성산소를 억제하는 대표적인 항산화제로, 운동 전후 꾸준히 복용하면 활성산소 생성을 억제할 수 있다. 활성산소는 세포에 손상을 입히고 신체를 피로하게 하며 노화를 촉진하고 면역력을 떨어뜨린다.

• 비타민D

야외활동이 줄고 실내에서 생활하는 시간이 늘면서 우리나라 성인 대부분이 비타민D 부족현상을 겪는 것으로 나타났다. 비만한 사람들은 정상 체중인 사람들에 비해 비타민D 결핍이 더 많은 것으로 나타났는데, 이는 지방 세포가 비타민D를 흡수하기 때문이다. 비타민D 결핍은 골연화증과 골다공증 진행을 촉진하므로 운동하는 사람, 40대 이상 성인, 관절염 발생에 취약한 여성들은 꼭 보충해야 한다. 최소 1,000~2,000단위 이상 제품을 섭취하도록 한다.

• 엽산

핵산 및 아미노산 합성에 관여해 생리적 기능을 돕는 엽산은 부족할 경우 빈혈, 설사, 설염, 신경계 이상, 정신적 혼란 등을 가져올 수 있다. 콩류, 현미, 보리, 전곡, 녹색 채소, 오렌지, 바나나, 해바라기씨, 살코기, 동물의 간 등에서 보충할 수 있지만, 음식을 통해 보충할 수 있는 양에는 한계가 있으니 제품을 통해 필수적으로 보충해야 한다.

• 코엔자임큐텐

비타민C와 함께 대표적인 항산화 영양소로 알려진 코엔자임큐텐. 체내에 쌓인 유해한 화학물질을 내보내는 데 도움을 주고 세포 대사와 에너지 생성 과정에 관여한다. 코엔자임큐텐은 원래 체내에서 만들어지는 영양소인데, 40대 이상으로 접어들면 몸에서 만들어지는 양이 급격히 감소하니 하루에 50mg 정도 추가로 보충하는 것을 추천한다.

• 아연

아연은 세포 성장, 생식 기능 성숙, 면역, 호르몬 활동 등 체내의 여러 가지 작용에 필수적인 영양소다. 세포 분열과 성장에 관여하기 때문에 상처 회복이나 발육에도 꼭 필요한 영양소다. 아연 부족은 만성 혹은 급성 설사를 유발하는데 체내에 아연이 계속 결핍되면 악순환이 반복될 수 있다. 배변 상태가 좋지 않은 사람이라면 아연 보충에 신경 써야 한다.

건강보조식품을
깐깐하게 고르는 기준

모자람도 더함도 없이 영양의 균형이 잡힌 제품

아무리 좋은 영양소도 과유불급. 모자람도 더함도 없이 몸에 채우는 것이 포인트다. 한마디로 인간이 살아가면서 필요한 영양소가 최대한 다 들어있어야 하고, 부족하거나 남지 않도록 함량도 적절해야 한다. 특히 우리나라 사람들의 생활습관과 환경적인 요인도 고려해야 한다. 요즘 해외직구로 비타민을 구입하는 경우가 많은데, 해외직구 비타민의 경우 영양성분이 그 나라 국민에게 맞춰져 있는 경우가 많다. 예를 들어 셀레늄은 미국 토양에는 풍부하지만 우리나라 땅엔 없다. 그래서 미국 비타민을 구매하면 셀레늄 함량이 크게 부족하거나 안 들어있는 경우가 많다. 각국, 각 지역의 토양, 식생활, 환경까지 고려하여 만든 영양소를 선택해야 한다.

풍부한 식물영양소가 포함된 제품

우리가 가렵거나 아프면 손으로 만지듯이 식물들은 화학적인 물질을 뿜어내 자신을 지키고 치유한다. 이 유용한 물질을 파이토케미컬이라고 한다. 이소플라본, 라이코펜, 안토시아닌, 루테인, 젝사틴, 인돌, 케르세틴, 몰리브덴 등 이외에도 아직 밝혀지지 않은 다양한 식물영양소까지 모두 섭취하려면 일반 과채만으로는 불가능하다. 현대사회에서는 유기농법이 점차 사라지고 있고 비닐하우스에서 각종 화학성분비료와 농약을 써서 속성으로 식물을 재배한다. 이렇듯 자연을 거슬러 자란 식물에서는 과거와 같이 알찬 영양소를 기대하기 어렵다. 따라서 최대한 검증된 식물영양소가 풍부하게 들어있는 제품을 고르는 것이 중요하다.

진정한 유기농 원료를 사용한 제품

다수의 전문가들은 우리나라의 토양에서 친환경 재배는 가능하지만 진정한 유기농법은 불가능하다고 말한다. 유기농법을 하려면 1년에 한두 번만 비가 오는 사막과 같은 환경이어야 한다고 한다. 비는 대기 중의 모든 유해 물질을 끌어안고 땅으로 내려온다. 그만큼 비가 많이 오면 깨끗한 농법은 불가능하다. 비가 거의 내리지 않는 깨끗한 땅에서, 깨끗한 지하수로 기른 식물만을 사용해야 진정한 유기농 원료라고 할 수 있다. 유전자 조작인 GMO 원료를 사용하지 않고, 철저하게 관리된 유기농 원료를 사용한 제품을 선택해야 한다.

엄격한 품질관리 후 출시된 제품

우리나라에는 제조과정을 엄격하게 통제하고 관리하는 법이 따로 정해져 있지 않다. 소비자 입장에서는 건강을 위해 챙겨 먹는 영양제가 어디서, 어떤 과정을 거쳐 만들어진 것인지 알기 어렵다. 이럴 때는 GMP 인증 여부를 확인하는 것이 좋다. GMP(Good Manufacturing Practice) 인증은 원료의 입고에서 의약품의 제조, 출고, 유통까지 전 과정에서 엄격한 품질관리 기준을 지키고, 시설운용과 제조공정, 위생관리 규정도 철저히 준수해야 받을 수 있다. GMP 인증을 통과한 제품은 의약품에 적용되는 더 엄격한 제조 품질 관리기준을 통과한 셈이다. 미국의 식품의약국인 FDA가 일반 제품에 5~10가지 기준을 적용한다면, GMP는 100~150가지 기준을 통과해야만 인증 허가를 내준다. 우리나라에서는 식품의약품안전처에서 GMP 인증을 실시하고 있다.

과학적인 검증을 거친 제품

비타민 성분에 대한 과학적 검증은 많으나 특정 비타민 제품에 대한 과학적 검증은 거의 없다. 하지만 일부 제품은 제품 그 자체가 SCI급 논문에 등재되는 경우도 종종 있다. SCI급 논문이란 하나의 논문이 아니라, 기술적 가치가 높다고 평가된 해외저널에 게재된 모든 논문을 뜻한다. 이렇듯 검증된 기관, 학술단체, 신뢰할 수 있는 학술지 등에 직접적으로 노출된 제품이라면 선택 기준에 넣는 것도 바람직하다.

·16·

칼로리보다 중요한 건
따로 있다

칼로리보다 먹는 양을
조절해야 한다

다이어트를 평생의 숙제로 여기며 살아가던 시절 나 역시 칼로리에 연연했다. 어떤 음식의 칼로리가 높은지, 상대적으로 어떤 음식은 칼로리가 낮은지 줄줄 꿸 정도였다. 하지만 다이어트 기간 내내 칼로리를 제한하는 데는 한계가 있었고, 다이어트는 오래가지 않아 실패로 끝나기 일쑤였다. 기껏 감량했던 체중은 요요 현상 때문에 이전보다 더 늘어나는 것도 당연한 결과였다.

칼로리란 기본적으로 3대 영양소인 탄수화물, 단백질, 지방의 열량

인생이 바뀌는 바디리셋

을 통해 얻는 에너지의 양을 말한다. 최근에는 칼로리에 대한 집착을 버리고 좀 더 현명한 방식의 다이어트를 선택하는 사람들이 늘고 있다. 그래도 여전히 '다이어트는 칼로리 제한'이라는 공식에서 벗어나지 못하는 이들이 많다. 일단 '오늘부터 살을 빼겠다!'라고 마음먹으면 먹는 음식의 칼로리를 가장 먼저 신경 쓴다. 심지어 닭가슴살이나 프로틴 파우더를 고르면서도 이왕이면 좀 더 낮은 칼로리 제품을 선택하는 것이 훨씬 득이 된다고 생각하는 경우도 많다. 정말 칼로리가 낮은 식품은 무조건 살이 덜 찌고 칼로리가 높은 식품은 무조건 살이 더 찔까?

결론부터 얘기하자면 체중 관리에서 칼로리가 절대적인 지표가 될 수는 없다. 사람의 몸은 기계가 아니라서 수학 공식처럼 딱 맞아 떨어지지 않는다. 500Kcal의 음식을 섭취한 뒤 사용하고 남은 열량이 모두 살이 되지는 않는다. 우리가 먹은 음식이 살이 되기까지는 다양한 효소와 세포의 운동, 호르몬 작용 등 매우 복잡한 과정을 거쳐야 한다. 이 과정에서 섭취한 칼로리는 에너지로 쓰이기도 하고 체지방 혹은 내장지방으로 저장되기도 하는데, 그건 사람마다 모두 다르다. 즉, 우리가 어떤 칼로리의 식품을 먹는다고 해서 반드시 그 칼로리에 비례해 체중이 일정량 증가한다고 볼 수는 없다. 그렇기 때문에 칼로리보다는 자신이 먹는 양과 영양성분의 비율을 먼저 따져봐야 한다.

"원장님, 뭘 먹어야 살이 빠지나요?"

체중 감량을 위해 센터를 찾은 회원들에게 가장 많이 받는 질문 중 하나다. 이런 질문을 받을 때마다 나는 단호하게 답한다.

"먹어서 살이 빠지는 음식은 없습니다. 살 빼고 싶으면 먹는 양부터 줄이셔야 합니다."

아무리 칼로리가 낮은 음식이라고 해도 많이 먹으면 살찌는 건 당연한 얘기다. 그런데 대부분의 사람들은 칼로리 낮은 음식에 대한 거부감이 적은 편이다. 반면에 칼로리가 상대적으로 높은 음식은 그 종류와 상관없이 무조건 기피하는 경향이 있다. 체중 감량을 위해서는 올바른 식습관이 자리 잡아야 하는데, 이 올바른 식습관은 칼로리의 높낮이에 따라 결정되는 것이 아니다. 내 몸에 이로운 음식을 매일, 얼마나 섭취하느냐에 달렸다.

물론 우리 센터에서 꾸준히 푸드코칭을 받는 회원들은 칼로리가 낮은 음식이라고 해서 무턱대고 과식하지 않는다. 하루에 섭취해야 할 탄수화물과 단백질의 양을 정해줄 뿐, 좋은 지방과 식이섬유는 그저 자신이 먹고 싶은 만큼 섭취하라고 한다. 그럼에도 불구하고 과식이나 폭식을 하지 않는 이유는 푸드코칭 초반부터 시작하는 식사 기록이 한몫하기 때문이다. 푸드코칭은 식사 시간이 기록되는 앱을 통해 식사 사진을 찍고 관리 프로그램을 통해 코치와 공유하며 개개인의 몸에 맞는 음식을 찾도록 돕는 과정이다.

이 과정을 통해 자신이 먹을 음식을 사진으로 기록하며 음식에 대해 1단계로 인식하게 된다. 양이 너무 많은 건 아닌지, 영양 밸런스가 잘 맞는 음식인지, 먹으면 안 될 것 같은 음식으로 상을 차린 건 아닌지 등. 한 끼를 먹더라도 아무렇게나, 닥치는 대로 먹는 게 아니라 좀 더 신중해질 수밖에 없다. 실제로 이 과정에서 스스로 밥을 조금 덜어내거나 더 건강한 음식으로 대체하기도 한다.

그리고 이렇게 찍은 사진을 관리 프로그램으로 전송하며 음식에 대해 2단계로 인식하게 된다. 오늘 내가 먹은 음식과 식사량을 타인과 공유하며 다시 한번 확인하는 것이다. 대부분의 사람들은 본인이 무엇을, 얼마나 먹었는지 잘 기억하지 못한다. 물론 점심 메뉴로 설렁탕을 먹고 자장면을 먹은 것을 기억하는 것은 어렵지 않다. 하지만 추상적으로 메뉴만을 떠올리는 것과 구체적으로 메뉴와 양을 정확하게 확인하는 것은 다르다. 식사의 양, 군것질의 횟수, 공복시간까지 모두 체크할 수 있기 때문에 식습관의 모든 문제점을 스스로 파악할 수 있다.

식사를 기록하고 관리 프로그램으로 전송하는 과정이 어떻게 보면 숙제 검사를 받는 것 같아, 초기에 이 과정이 너무 힘들고 부담스럽다고 말하는 회원들도 종종 있다. 하지만 시간이 지나면서 나를 위해 정성껏 준비한 한끼에 자존감도 올라가고, 서서히 줄어드는 식사량과 그에 따른 체중 감량에 만족감을 느끼며 이것이 새로운 동기부여가 되기도 한다. 자신이 먹는 음식을 객관적으로 바라보게 되는 시점이 바로 좋은 식습관이 자리 잡는 때다. 이러한 식습관이 지속되면 굳이 칼로리가 얼마인지 따지지 않아도 자연스럽게 체중은 줄어든다.

식사량 조절 습관 다섯 가지

1. 위의 80%만 채운다
20분 이상 천천히 식사하며 공복감이 사라질 때까지만 먹는다. 식사 후에 '배부르다'는 느낌보다는 '공복감은 사라졌는데 몸이 편안하고 가볍다'는 느낌이 들면 된다.

2. 공복시간은 최대 5시간을 넘지 않는다
하루 세끼를 되도록 일정한 시간에 섭취한다. 이때 식사 간 공복시간이 최대 5시간을 넘지 않도록 한다. 공복시간이 길어지면 다음 식사에 과식하기 쉽다. 보통 아침식사를 7~8시, 점심식사를 12시, 저녁식사를 5~6시에 한다. 만약 저녁식사가 조금 늦어질 경우 채소 스틱 등 식이섬유로 공복감을 줄여주면 좋다.

3. 식곤증이 없어야 한다
음식을 섭취했을 때 피로도가 없어야 한다. 식곤증이 몰려온다면 과식했다고 판단해 식사량을 좀 더 줄여야 한다. 배가 불러 눕고 싶거나 목까지 음식이 꽉 찬 느낌이 든다면 과식이 아닌 폭식을 한 것이다. 폭식은 자신에게 폭력을 가하는 것이나 다름없다는 것을 반드시 기억하자. 한 번이라도 더 자신을 사랑해도 모자라는데 음식으로 나 자신에게 폭력을 행사하지 마라.

4. 덜어 먹는 습관을 갖는다
작은 식기에 풍성하게 담아 먹으면 시각적으로 포만감을 느끼게 된다. 한 개의 식기에 여러 가지 음식을 담아 먹는 포케(Poke) 스타일도 시각적 포만감을 가져다준다. 또한, 식판을 활용해 음식을 조금씩 덜어 먹는 습관을 갖는 것도 식사량 조절에 도움이 된다.

5. 모든 식사를 기록한다
먹을 음식을 기록해두면 자신이 먹는 식사량을 좀 더 객관적이고 정확하게 파악할 수 있다. 불필요하게 더 먹은 게 무엇인지, 식사량은 적당한지, 영양의 균형은 잘 맞는지 등을 파악해 교정하는 것이 가능하다.

칼로리보다 영양성분의
비율을 따져봐야 한다

지금 눈앞에 내용물을 확인할 수 없는 두 개의 음식 상자가 있다고 가정해보자. 오로지 칼로리만으로 음식을 선택해야 한다. A 상자에는 300Kcal, B 상자에는 400Kcal의 음식이 담겨 있다면 당신은 어떤 상자를 선택할 것인가? 체중 조절을 하는 입장이라면 대부분 칼로리가 낮은 A 상자를 선택할 것이다. 그런데 A 상자에는 설탕 발린 도넛이 한 개 들어있고 B 상자에는 삶은 달걀 2개와 소고기 샐러드 한 접시가 있다는 걸 알면서도 A 상자를 선택할까? 포만감이나 영양 면에서 누가 봐도 B 상자를 선택하는 것이 맞는다. 체중 조절에서 칼로리는 그만큼 큰 의미가 없다는 얘기다.

바디리셋을 진행하며 푸드코칭을 받는 회원들에게 정해주는 특별한 식단은 없다. 다만, 하루에 섭취하는 탄수화물을 50~80g으로 제한하고 단백질은 개인 체중의 1:1~1.2 비율로 섭취하도록 권하고 있다. 처음에는 음식에 든 탄수화물과 단백질의 양을 계산하기 어려워하는데, 아래의 〈표 1〉과 〈표 2〉를 참고하면 좀 더 쉽게 계산할 수 있다. 예를 들어 체중이 60kg이라면 〈표 1〉에서 고구마 100g당 탄수화물 함량은 23g이므로 하루에 약 2~3배를 섭취하면 된다. 100g의 2~3배니까 고구마 200~300g 정도를 섭취하면 하루에 필요한 탄수화물 양을 거의 충족할 수 있다. 체중이 60kg이라면 단백질은 60~72g을 섭취해야 하므로 〈표 2〉를 참고해 닭가슴살 200~250g을 섭취하면 된다.

한국인의 식단은 기본적으로 밥, 빵, 면 등의 고탄수화물에 치중되어 체지방이 과도하게 축적되는 측면이 있다. 체중을 감량하려면 탄수화물을 줄이고 단백질을 늘리는 방식으로 식단을 구성해야 한다.

단백질은 3대 영양소 중 몸에서 가장 많은 양의 칼로리를 소모하는 영양소다. 100Kcal의 탄수화물을 소모하는 데 필요한 열량이 10Kcal라면, 100Kcal의 단백질을 소모하는 데는 25Kcal가 필요하다. 같은 양을 먹었을 때 단백질이 우리 몸의 열량을 더 많이 소비하기 때문에 살이 덜 찔 수밖에 없다. 게다가 단백질은 포만감을 더 빨리 느끼게 하고 에너지가 더 오래 지속되기 때문에 공복감도 쉽게 찾아오지 않는다.

■ 식품 100g당 탄수화물 함량(g)

고구마	23	딸기	4.3	아몬드	22
달걀	0.9	땅콩	16.7	아보카도	9
닭고기	0.1	밀가루	74.6	아이스크림	23.6
닭다리	10~13	바나나	25	양배추	4.7
돼지고기	0.2	백설탕	99.9	오렌지	10
삼겹살	3.3	버섯	3	옥수수	22
고등어	3	브로콜리	3	우유	4.5
갑오징어	0.1	사과	15	자몽	7
당근	7.6	감자	18.5	잡곡밥	23
두부	1.7	소고기	0.2	토마토	2.7
콩가루	32.3	시금치	5.4	호박	1.5
호두	7.9	쌀밥	33.2		

인생이 바뀌는 바디리셋

닭(가슴살)	28	돼지(사태)	20~38	멸치볶음	31
닭(날개)	20~26	돼지(목살)	17~20	대구	17~19
닭(다리)	16~20	돼지(갈비)	27	참치	24
삶은 달걀	13.9	돼지(등심)	28	삼치	19.3
스크램블드에그	10	돼지(넓적다리)	28	우유	3.1
소(안심)	26.5	돼지(삼겹살)	22	오트밀	13.2
소(홍두깨)	21	돼지(앞다리)	18	호두	15.5
소(우둔)	21	고등어	22	땅콩	25.7
소(갈비)	22.6	뱀장어	23	아몬드	23.4
소(목심)	17	갑오징어	15	브라질너트	14.3
소(설도)	28.45	꽃새우	22	렌틸콩	22.22
소(사태)	33.7	연어	20.6	대두	36.2
소(양지)	18.62	가리비	20.8	완두	20.7
소(채끝)	27	갈치	18.5	강낭콩	21
소(앞다리)	21.5	김	35.5	두부	8.5
돼지(안심)	30~40	꽁치	24.9		

완전한 이론보다 불완전한 실천이 낫다고 했다. 이해가 잘 가지 않고 다소 어렵게 느껴질 수도 있지만, 몇 번 시행착오를 겪더라도 지금 바로 실천에 옮기는 것이 좀 더 빨리 체중을 줄일 수 있는 비결이다. 더 이상 칼로리라는 틀 안에 갇히지 말자. 열량을 잘 소비하기 위해 내 몸에 어떤 음식이 도움이 되는지, 체지방을 늘리지 않고 에너지로 쓸 수

있는 음식이 무엇인지, 포만감을 주면서도 살찌지 않는 음식이 무엇인지 파악하는 것이 급선무다.

어렵지 않다! 영양정보 읽는 법

식품 포장재 뒷면에 보면 '영양정보'가 표기되어 있다. 이는 식품의 영양적 특성을 제공해 소비자가 자신에게 맞는 식품을 합리적으로 선택할 수 있도록 돕는다. 기준에 따라 총 내용량당 열량, 탄수화물, 단백질, 당류 등을 1일 성분 기준치에 대한 비율로 표기한다. 영양표시에 반드시 포함되어야 하는 영양소는 열량, 탄수화물, 당류, 단백질, 지방, 포화지방, 트랜스지방, 콜레스테롤, 나트륨으로 총 9가지다.

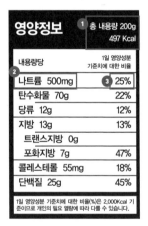

① 총 내용량(한 번에 다 섭취할 수 없는 제품은 1회 제공량으로 표시)으로 우리가 먹는 전체 양을 파악할 수 있다. 오른쪽 제품의 총 내용량은 200g으로, 다 먹었을 때 열량은 497Kcal다.

② 영양정보를 보면 이 제품으로 나트륨, 탄수화물, 단백질 등의 영양성분을 얼마나 섭취하게 되는지 확인할 수 있다. 총 나트륨 500mg, 총 탄수화물 70g, 총 단백질 25g 등을 확인할 수 있다.

③ 제품을 통해 섭취한 영양성분이 1일 영양성분 기준치의 몇 %에 해당하는지 표기되어 있다. 나트륨의 경우 1일 기준치(2,000mg)의 25%에 해당하는 양이 들어 있음을 알 수 있다.

·17·

바디리셋 3개월 식단

바디리셋 3개월 식단에
들어가기 전에

SNS, 유튜브를 보면 '일주일 안에 운동 없이 3kg 감량하기' 혹은 '한 달에 10kg 살 빼기' 등 살을 쉽게 빼는 방법을 알려주는 콘텐츠가 너무나 많다. "이렇게 먹기만 하면 살 빠진다" 혹은 "운동하지 않고 살 빼는 방법을 알려 준다"라는 그들의 말이 모두 사실이라면 이 세상에 살 빼는 것만큼 쉬운 것이 없을 것이다. 그런데도 왜 우리 주변에는 살 빼는 영상, 다이어트 제품, 비만 치료 병원 등이 차고 넘치는 걸까? 살을 빼기는 어려운데, 쉽게 살을 빼고 싶어 하는 사람들은 많기 때문이다.

살은 그렇게 쉽게 빠지지 않는다. 반드시 노력이 필요하다. 특히 건강을 해치지 않고 평생 지속 가능한 날씬한 몸으로 살기 위해서는 공부해야 하고 더 많이 노력해야 한다. 그런 노력 뒤에 보상으로 따라오는 것이 건강하고 날씬한 몸이다.

바디리셋은 현명하게 살을 빼는 방법 중 하나다. 솔직히 쉽다고 할 수는 없다. 그동안 마음대로 먹고, 운동하지 않고 살았던 과거와 이별하고 엄마 배 속에서 이제 막 태어난 아기처럼 건강한 신체로 돌아가는 방법을 체득하는 과정이기에 누군가에게는 어려운 시간일 수 있다. 하지만 이 과정만 지나면 몸은 드라마틱하게 다시 태어난다. 내 스스로 만족하고 지인들의 반응이 뜨거울 정도로 몸이 바뀌는 데 걸리는 기간은 약 100일이다. 100일간 힘든 과정을 거치면 볼품없던 미운 오리에서 눈부신 백조로 재탄생한다.

우리 몸은 세포로 구성되어 있고 세포가 사멸하고 재생되는 데 약 100일이 걸린다고 한다. 건강한 몸으로 바뀌려면 인체 곳곳의 세포가 건강하게 바뀌어야 하는데, 100일이 지나면 우리 몸은 새로운 세포로 채워진다.

바디리셋 프로그램도 기본적으로 3개월의 과정을 거친다. 이 기간에 오랫동안 지속된 잘못된 식습관을 바로잡고 운동을 통해 몸속의 독소를 배출한다. 이렇게 3개월간 기본 과정을 지속하면 몸속의 세포와 장내 환경이 건강해지면서 최종적인 결과로 평생 가져가도 좋을 식습관과 운동 능력이 생긴다.

바디리셋 3개월 식단 스케줄

바디리셋을 시작한 회원은 푸드코칭을 받으며 그동안의 나쁜 식습관을 고치고, 때때로 몸에 나타나는 반응을 살피며 근본적인 문제점을 찾아 고쳐나간다. 그리고 꾸준한 운동을 통해 체지방을 걷어낸 후 근육을 만들어 마치 조각가가 섬세한 작업을 하듯 들어가야 할 데는 들어가고 나와야 할 데는 나오는 몸매로 다시 태어난다. 이 모든 과정이 3개월에 걸쳐 차근차근 이루어진다.

식단의 첫 3일은 몸 안에 쌓인 독소를 배출하고 장을 깨끗하게 비워내는 '쓰리데이즈' 프로그램으로 구성되어 있다. 3일 동안 독소를 빼고 부종을 개선해 영양을 채울 준비를 하는 기간이다. 이 과정을 통해 장 속 노폐물을 배출하고 꾸준한 수분 보충으로 몸의 순환을 돕는다.

3일이 지난 후부터 1개월간 하루 섭취 탄수화물을 50g으로 제한하는 1단계 당질제한식을 진행한다. 단백질은 최대한 자신의 체중과 1:1 비율로 맞추면 좋지만, 우선 이 시기에는 탄수화물 섭취량을 줄이는 것에 더욱 집중한다.

부종을 개선하고 체지방도 조금씩 감량되고 있다면 2개월 차에는 근육량을 지키며 좀 더 슬림한 라인을 만들 수 있도록 2단계 고단백식에 돌입한다.

1단계 당질제한식이 탄수화물 섭취량을 줄이는 것에 집중했다면, 2단계 고단백식은 근육량을 지키며 슬림한 몸을 만들기 위해 탄수화물을 50g으로 제한하고 체중:단백질 비율을 1:1로 맞춘다. 이 단계의 식단은 당질제한식 1식, 고단백식 2식으로 구성되어 단백질 섭취량이 부족하지 않게 보충해주는 식단이다. 따라서 외식이 많은 점심 식사 메뉴

■ 바디리셋 3개월 식단

기간	목적	식단
1일~3일 차 쓰리데이즈	삼시세끼 외 과자, 음료 등 불필요한 음식을 먹는 습관을 끊고 소화 기능을 정상화	**아침:** 식이섬유 파우더+단백질 파우더+물+올리브오일 **점심:** 식이섬유 파우더+단백질 파우더+물+올리브오일 **간식:** 스틱 채소 또는 아몬드 **저녁:** 식이섬유 파우더+단백질 파우더+물+올리브오일 **물:** 1.5~2L 섭취
1개월 차 1단계 당질제한식	부종을 개선하고 체지방 감량에 박차를 가하기 위해 탄수화물 섭취를 50g으로 제한하는 1단계 당질제한식	**아침:** 달걀 3개 요리(올리브오일을 이용한 스크램블드에그, 달걀찜, 프라이 등) **점심:** 단백질, 채소 위주의 당질제한식(하루 섭취 단백질 총량 안에서 자유롭게 클린푸드로 식사. 단, 탄수화물은 하루 50g으로 제한. 생선구이, 고기구이, 콩 요리, 포케, 육류 샐러드 등 가능) **간식:** 아몬드 한줌 or 삶은 달걀 1개 **저녁:** 단백질 파우더 2스쿱+삶은 달걀 1개 **물:** 1.5~2L 섭취
2개월 차 2단계 고단백식	근육량을 지키며 슬림한 몸을 만들기 위해 탄수화물을 50g으로 제한하고 체중:단백질 비율을 1:1로 맞추는 2단계. 당질제한식 1식, 고단백식 2식으로 구성	**아침:** 식이섬유 파우더+단백질 파우더+물+올리브오일 **점심:** 당질제한식(탄수화물 50g으로 제한하면서 자유롭게 클린푸드로 식사. 찐 고구마, 밥 1/2공기, 기타 단백질과 지방, 샐러드, 식이섬유를 곁들인 식사 가능) **간식:** 스틱 채소 or 아몬드 한줌 or 삶은 달걀 1개, 목축 가염버터 20~30g **저녁:** 식이섬유 파우더+단백질 파우더+물+올리브오일 **물:** 1.5~2L 섭취
3개월 차 3단계 고단백식	체중:단백질 비율을 1:1.3~1.5배로 늘린다. 체지방을 감량하고 근육량을 최대한 늘려 탄력있는 몸을 만드는 단계	**아침:** 식이섬유 파우더+단백질 파우더+물+올리브오일 **점심:** 여성(200g), 남성(300g) 기준 고단백식, 육류, 생선, 해산물 등 단백질로 구성된 음식, 버터. 탄수화물은 50~80g으로 제한하며 조미료, 소스 등 인공감미료가 없는 클린푸드로 식사. 찐고구마, 찐단호박, 밥 반공기, 샐러드, 식이섬유를 곁들인 식사 가능 **간식:** 견과류 한줌, 고구마 1/2개, 삶은 달걀 1개, 목축 가염버터 20~30g **저녁:** 식이섬유 파우더+단백질 파우더 or 삶은 달걀 3개 **물:** 1.5~2L 섭취

인생이 바뀌는 바디리셋

■ 바디리셋 3개월 식단에서 활용할 수 있는 식재료

육류	소고기, 돼지고기, 닭고기, 양고기 등 육류 전부
생선류	연어, 고등어, 참치, 흰살생선 등 생선류 전부
달걀류	전부
버섯류	표고버섯, 목이버섯, 느타리버섯, 팽이버섯, 새송이버섯 등 버섯류 전부
지방	버터, 올리브오일, 코코넛오일, 들기름, 아보카도오일
해조류	미역, 다시마, 김, 파래, 톳 등 해조류 전부
견과류	아몬드
채소	양배추, 브로콜리, 양파, 피망, 파프리카, 셀러리 등 채소류 전부
콩류	렌틸콩, 병아리콩, 대두, 서리태, 완두콩, 흰강낭콩, 두부 등 콩류 전부
과일	아보카도, 사과(껍질째)

■ 바디리셋 3개월 식단에서 피해야 할 식재료

가공식품	패킹 닭가슴살, 과자, 빵, 면류, 통조림 등 가공식품 전부
과일류	아보카도와 사과를 제외한 과일류 전부
유제품	요구르트, 요거트, 치즈, 우유 등 유제품 전부

를 단백질 위주의 클린푸드로 선택하는 것이 포인트다. 2단계 당질제
한식까지 진행했는데도 체중이 4kg 이상 빠지지 않거나 정체기가 온
다면 1단계 당질제한식으로 다시 돌아가야 한다.

3개월 차에는 3단계 고단백식 단계에 들어간다. 체중:단백질 비율을
1:1.3~1.5배로 좀 더 늘리는 것이 포인트다. 하루에 필요한 단백질의

양을 충분히 보충해주기 때문에 양질의 에너지를 뽑아 쓸 수 있는 몸으로 바뀌기 시작한다. 이때 운동량을 조금만 늘려주면 더욱더 드라마틱한 효과를 얻을 수 있다.

각 단계별 목표, 몸의 변화, 주의사항

쓰리데이즈

- **목표:** 3일간 날마다 식이섬유 파우더, 프로틴, 올리브오일, 생수 2L를 마셔 몸을 해독한다. 배가 고프지 않아도 간식을 먹거나 스트레스를 받으면 음식, 술로 풀었던 습관을 끊는다.
- **몸의 변화:** 짧은 시간 내에 식단조절 능력을 높이고 무너진 식습관을 건강하게 회복할 수 있는 기초를 다지는 시간이다. 3일간 집중적으로 장내 환경을 개선하고 독소를 배출한다. 부종이 확 빠지면서 몸이 가벼워진다. 숙변과 독소가 배출되어 피부가 맑아진다.
- **주의사항:** 몸 상태에 따라 일시적인 명현반응이 생긴다. 탄수화물 섭취가 줄어들어 두통, 추위 등이 올 수 있다. 시간이 지나면 사라지지만, 당장 불편하다면 어떤 명현반응이 나타나는지 잘 체크해서 해결할 수 있는 증상부터 개선한다. 뒤쪽에 도움이 될 만한 내용을 소개해두었으니 참고하자.

1단계 당질제한식

- **목표:** 몸 안에 쌓인 독소를 배출하고 부종을 개선한다. 체지방 5kg 감량을 목표로 한다.
- **몸의 변화:** 식이섬유, 단백질, 올리브오일, 유산균, 물의 섭취로 순환을 도와 부종이 개선된다. 체중 감량이 많지 않더라도 날씬해진 변화가 눈에 쉽게 보인다. 실제 체감하는 몸 상태도 많이 가벼워진다. 가공식품을 끊고 클린푸드를 섭취하기 때문에 당도 높은 간식에 대한 욕구가 어느 정도 떨어진다. 순환이 잘 이루어져 안색이 맑아진다. 이 시기에 유독 혈색이 좋아졌다는 소리를 많이 듣게 된다. 근육량에는 큰 변동 없이 체지방이 꾸준히 줄어든다. 전체적인 신체 사이즈가 줄고 얼굴도 작아진다.
- **주의사항:** 식이섬유 섭취량이 늘어나면서 가스가 차거나 두통, 설사 같은 명현반응이 나타날 수 있다. 가끔은 이전에 먹었던 야식이 생각날 수도 있다. 허기가 지는 느낌이 들 때 가짜 배고픔에 속지 말고 생수를 마시거나 채소 스틱이나 프로틴 셰이크로 포만감을 줘서 유혹을 떨쳐내야 한다.

2단계 고단백식

- **목표:** 체지방을 6~8kg 정도 감량하고 정체기를 잘 극복한다.
- **몸의 변화:** 식단에 몸이 완전히 적응하는 기간이라 공복감이 생각보다 크게 느껴지지 않는다. 1단계 당질제한식 단계보다 체지방 감량 속도가 조금 더디긴 하지만 매일매일 조금씩 빠진다. 가공식

품의 섭취를 막아 장이 편안해지면서 숙면을 취할 수 있다. 아침에 일어나는 것도 편해진다. 몸의 전체적인 컨디션이 좋아지고 활력이 생긴다. 작아서 입지 못하고 넣어두었던 옷이 점점 넉넉해지는 것을 느낀다. 같은 옷을 입어도 피팅감이 좋아지고 이에 탄력받아 간식이나 야식 생각도 적게 난다. 자신감이 생기고 행복감도 느껴진다.

- **주의사항**: 변비가 생길 수 있다. 기존 식사량에 비해 음식물 섭취량이 확 줄어 일시적으로 나타나는 증상이다. 수분을 충분히 보충하고 유산균과 식이섬유를 꼭 챙겨 먹는다. 체지방 감량도 잘되고 있고 식이조절에도 큰 문제가 없지만 가끔 극심한 스트레스 상황이 생기면 늘 먹던 닭발, 마라탕이 갑자기 생각난다. 그래서 스트레스 관리를 잘해야 한다. 입터짐 현상이 생겨 클린하지 않은 음식들을 귀한 내 몸속에 마구마구 넣어 버리면 정화하는 데만 약 2주가 걸린다. 즉, 그동안 공든 탑이 다 무너져버리고 새로 시작해야 한다.

3단계: 초고단백식

- **목표**: 체지방 10kg 감량이 최종 목표다.
- **몸의 변화**: 단백질의 양을 권장량보다 늘리기 때문에 이 기간에 운동을 하면 드라마틱한 변화가 나타난다. 라인이 잡히면서 탄탄한 몸으로 바뀐다. 단백질 섭취량이 많아지기 때문에 탄수화물과 당에 대한 욕구가 줄어들면서 체지방 감량이 급물살을 탄다.

인생이 바뀌는 바디리셋

- **주의사항:** 단백질의 양이 늘어나 충분히 수분을 보충하지 않으면 변비가 생기거나 속이 불편해질 수 있다. 물, 유산균, 식이섬유를 충분히 섭취하도록 한다.

건강보조식품의 선택 기준

단백질 보충제

단백질의 질은 구성하고 있는 아미노산의 조성이나 양에 따라 좋고 나쁨이 결정된다. 양질의 단백질이란 필수 아미노산이 충분히 들어있고 소화가 잘되어 체내 단백질 합성 효율이 높은 단백질을 의미한다. 영양가가 높으려면 필수 아미노산이 일정 비율 이상 필요한데, 다른 필수 아미노산이 충분해도 단 하나의 아미노산이 필요량보다 적으면 그로 인해 단백질의 질이 떨어지게 된다.

아미노산 스코어는 단백질의 질을 평가하는 방법 중 하나로, 인체에 필요한 이상적인 필수 아미노산의 양을 산정하여 이를 기준으로 평가하고자 하는 특정한 식품의 아미노산 구성과 비교하는 것이다. 제품에 함유된 단백질의 아미노산 종류 및 함유량을 분석한 후, 필수 아미노산 조성 기준의 아미노산 함량과 단위를 맞추어 백분율로 환산한다. 이때 환산한 백분율 중 가장 적은 아미노산 비율을 아미노산 스코어라 하며, 최대치 100에 가까울수록 필수 아미노산 구성이 이상적인 수치에 가까운 양질의 단백질로 평가된다.

성인 1일 단백질 권장량: 체중 1kg당 1.13g

단단한 근육을 빠르게 만들고 싶다면 단백질 함량이 상대적으로 높고 흡수가 빠른 단백질 보충제가 적합하며, 다이어트 중이라면 당질이나 칼로리가 낮으면서도 포만감을 줄 수 있는 보충제가 적합하다.

유산균

• 과학적으로 검증된 균주

프로바이오틱스 균속과 균종은 물론, 수많은 SCI급의 유익한 연구를 통해 그 특성이 확인된 균주인지 확인한다.

• 뛰어난 생존력과 부착력

장까지 안전하게 살아남는 뛰어난 생존력과 유해균과의 경쟁에 이겨 장벽에 착 붙는 우수한 장 부착력을 가진 균주인지 꼭 확인한다.

• 보장균수(CFU) 83억의 까다로운 배합

식물성 원료인 치커리 뿌리에서 추출한 이눌린(부원료)을 함유했는지 배합을 확인한다.

• 비피도박테리움의 비율

전체 보장균주 중 성인이 될수록 감소하는 비피도박테리움의 비율이 얼마나 되는지 확인한다.

누구나 겪을 수 있는 명현반응 솔루션

두통: 쓰리데이즈 기간에 많이 나타나는 두통의 이유는 두 가지다. 첫째는 기존에 먹던 탄수화물의 양에 현저히 못 미치기 때문에 저탄수화물 증상으로 인한 두통이 나타날 수 있다. 찐 고구마 1/2개 정도로 소량의 탄수화물을 보충해준다. 둘째는 기존에 먹던 단백질 섭취량보다 많은 양의 고밀도 단백질을 섭취해 체증으로 인한 두통이 나타날 수 있다. 단백질 섭취량을 조금 줄이고 공복감을 확인한 후 배고프지 않으면 먹는 간격을 늘린다.

가스: 장내에 쌓여있던 숙변을 식이섬유가 긁어내면서 엄청난 가스가 발생한다. 이 가스를 반드시 배출해야만 그다음부터 숙변이 나오기 시작한다. 변을 보고 나면 가스도 한결 줄어들고 복부 팽만감도 완화된다. 공복에 차지 않은 물을 많이 마시고 틈틈이 장 마사지를 해주면 도움이 된다.

복통: 장내 유해균 수치가 높고 기존에 장이 굳어있던 사람은 다량의 물과 식이섬유가 들어갔을 때 복통이 나타날 수 있다. 장이 움직이는 신호이니 놀라지 말고 배변 신호가 왔을 때는 참지 말고 최대한 빨리 배출한다.

설사: 장내 유해균 수치가 높은 사람은 쓰리데이즈 기간에 설사를 많이 한다. 물과 함께 유산균을 섭취한다.

오한: 몸이 으슬으슬하고 추위가 느껴진다면 이 역시 저탄수화물 증상이다. 따뜻한 물을 조금씩 마시고 소량의 탄수화물 섭취를 권장한다.

내 몸에 맞게 운동한다

신체 상태에 따라 운동법도 달라져야 한다

부상 없는 운동이
최고의 운동이다

나에게 맞는 운동이
가장 안전하다

운동의 목적은 체형의 교정과 더불어 활동대사량을 늘려 잉여 지방이 쌓이지 않게 하는 것이다. 또한 신체 기능의 활성화를 통해 에너지 넘치는 삶을 살게 하고 자신감과 자존감을 회복하는 데 있다. 그런데 아무리 의지가 넘치고 열정이 가득해도 부상 앞에서는 모든 것이 의미 없어진다. 따라서 내 몸의 상태를 정확하게 진단하고 운동하는 것은 매우 중요하다. 가장 좋은 운동은 부상을 입지 않고 꾸준히 하는 운동이다.

이미 부상을 입은 경우라면 전문가를 찾아가 재활 운동부터 시작해야 한다. 체형을 만들기 위해 무작정 통증을 참아가며 운동해서는 안 된다. 예를 들어 외부 충격으로 인한 골절이나 근육 손상이 있었던 사람, 척추 기능이 올바르지 않은 사람들은 신체를 정상 가동 범위로 끌어올리는 재활 운동부터 시작하는 것이 좋다. 지방이 많은 경우라면 관절에 무리가 가지 않는 선에서 유산소 운동부터 실시한다. 지방을 태워주는 유산소 프로그램과 식단을 병행해서 지방부터 걷어내고 체형교정을 해야 한다. 그런 다음에 중량 운동으로 넘어가야 요요 현상 없이 균형 잡힌 몸을 만들 수 있다. 만약 관절에 무리가 가는 경우라면 중력의 영향을 받지 않는 수영이나 기구 운동을 실시하는 것도 방법이다.

지나치게 말라서 살찌고 싶은 사람은 근력을 늘리는 것이 우선이다. 이런 경우 근육도 말라 있는 상태이기 때문에 처음부터 무리한 중량 운동을 하면 부상을 입게 된다. 걷는 운동 등으로 체력을 먼저 끌어 올린 후 차근차근 중량을 늘려나가는 운동을 시작한다. 운동을 시작하면서 음식 섭취량도 조금씩 늘려가는 것이 좋다.

과체중인 사람의 올바른 운동법

과체중인 사람은 체지방을 10kg은 걷어내야 하는 사람이다. 이미 본인의 체중으로 관절에 무리한 하중을 받는 사람에게 뛰는 운동은 무리가 될 수밖에 없다. 특히 트레드밀이나 러닝머신 등 기계 위에서 뛰는 운동은 추천하지 않는다. 기계 위에서 뛰는 운동은 발바닥, 발목, 종

인생이 바뀌는 바디리셋

아리에 굉장한 피로감을 준다. 물론 달리는 행위 자체가 근육의 긴장도를 높이지만 딱딱한 바닥 위, 한정된 공간에서 뛰는 것은 근육과 관절에 큰 부담을 준다. 차라리 산책로를 빠르게 걷거나 운동장에서 가볍게 뛰는 것을 권한다. 만약 그런 공간에서 운동할 조건이 마땅치 않다면 짧은 시간에 효율적으로 운동할 수 있는 인터벌 러닝을 추천한다. 하체 근력을 강화할 수 있는 운동과 집안에서도 쉽게 할 수 있는 케틀벨 운동을 함께 하면 매우 효과적이다. 기본적으로 인터벌 러닝이나 만보걷기+하체 근력 운동+케틀벨 스윙을 주 3회 실시해야 한다.

트레드밀 인터벌 러닝

반드시 충분히 스트레칭한 후 시작한다. 13 정도의 속도로 60초간 전력 질주 후 40초간 휴식한다. 8~12라운드를 반복한다. 단, 무릎이나 발목 관절에 부상 경험이 있거나 현재 통증이 있는 경우는 추천하지 않는다. 야외에서 가볍게 1시간을 뛰거나 만보걷기를 추천한다. 과체중이면서 관절이 건강한 사람만 인터벌 러닝을 해야 한다.

하체 근력 운동

점프스쿼트-런지-와이드스쿼트-힙브릿지로 하체를 단련한다. 각 동작을 순서대로 20회씩 3세트 반복한다. 세트당 휴식은 1분 미만으로 한다.

케틀벨 스윙

케틀벨 운동은 하체와 상체 근력을 모두 강화할 수 있는 유산소성 무산소 운동이다. 케틀벨의 무게는 여성기준 6~8kg, 남성 기준 10~12kg으로 선택한다. 케틀벨 스윙 30회 4세트를 진행한다. 세트당 휴식은 1분 미만으로 한다.

주 5회 운동할 때

1일: 케틀벨 스윙+하체 근력 운동

2일: 인터벌 러닝이나 만보걷기

3일: 케틀벨 스윙+하체 근력 운동

4일: 인터벌 러닝이나 만보걷기

5일: 케틀벨 스윙+하체 근력 운동

비만한 사람의 올바른 운동법

비만한 사람에게는 유산소 운동이 고통 그 자체다. 일단 숨이 너무 차서 죽을 것같이 고통스럽다. 무릎과 발목에 무리가 가는 것은 물론, 심장에도 무리를 주기 때문이다. 비만할수록 발바닥의 아치가 무너져 평발이 되는 경우가 많다. 그런 경우 서 있는 것 자체가 고통일 수밖에 없다. 이런 사람들은 서서 뛰거나 움직이는 운동이 아니라 중력의 영향을 최대한 받지 않도록 누워서 하는 운동을 해야 한다. '리포머'라는 기구에서 누워서 하는 필라테스는 산소포화도가 떨어지지 않으면서 안정적으로 유산소운동을 할 수 있는 방법이다. 비만한 사람들은 숙련된 전문가의 지도하에 몸에 무리가 가지 않고 안전하게 할 수 있는 운동을 해야 한다. 관절이 불편한 상태라면 자전거나 걷기는 되도록 피해야 한다. 만약 관절이 크게 불편한 상태가 아니라면 점진적으로 운동강도를 높이는 수준에서 산책을 시도해도 좋다. 욕심내지 말고 주 2회 운동을 목표로 시작한다. 통증이 없으면 점차 운동 횟수를 늘린다. 자신의 체중에서 체지방률을 10% 감량했다면 과체중에 적합한 운동으로 넘어간다.

리포머를 이용한 기구 필라테스

리포머는 누워서 유산소운동을 할 수 있는 필라테스 기구다. 엄청난 강도로 유산소 운동을 해도 몸에 전혀 무리가 가지 않고, 뭉치고 짧아진 근육을 스트레칭하는 데도 매우 효과적이다. 리포머에서 하는 운동은 관절에 무리가 가지 않으면서 내가 움직일 수 없는 범위까지 가동성을 넓힐 수 있다. 주 2회, 50분 정도 운동한다.

주 3회 산책

필라테스를 하지 않는 3일은 집 근처를 30분 정도 천천히 산책한다. 운동량을 무리하게 잡지 말고 5,000보를 시작으로 한다. 만약 5,000보를 걸었는데 무리가 없다면 다음 산책에도 비슷한 강도로 운동하면 된다. 만약 통증이 느껴진다면 다음 산책에 4,000보로 줄여도 된다. 반드시 자신의 몸 상태에 맞게 강도를 조절하면서 운동한다. 5,000보를 30분

동안 걸었는데 기분이 좋고 상쾌하고 혈액순환이 잘되는 것 같다면 주단위로 10분씩 늘려본다. 다만 걷기 후 충분한 스트레칭 또는 종아리 마사지는 필수다. 그러지 않으면 종아리 통증으로 밤잠을 설칠 수도 있다.

저체중인 사람의 올바른 운동법

체중은 적게 나가는데 체지방량이 많은 사람, 근육량도 적고 체중도 적게 나가는 사람, 근육량과 체지방량 모두 적은 사람은 신진대사율을 높여야 한다. 이런 사람에게는 체내 순환을 돕는 걷기가 최고의 운동이 된다. 일단 체력이 없어서 잘 걷지 못하는 경우가 많은데, 일상에서 최대한 많이 걸어야 한다. 꾸준히 걸어서 체력을 증강하는 것에 목표를 두어야 한다. 관절의 가동성을 높여주고 근육을 늘려주는 필라테스도 도움이 된다. 저체중인 사람들은 근질이 육포처럼 말라 있기 때문에 근육을 늘려야 혈액순환이 된다.

일상생활에서 만보걷기

기본적으로 매일 걷는 것을 목표로 한다. 체력을 높이는 게 목표다. 지하철 한 정거장에서 먼저 내려서 걷거나 엘리베이터 말고 계단을 오르는 등 일상에서 만보를 걸을 수 있도록 노력해야 한다. 걷기는 신체 순환을 돕기 때문에 일단 식욕이 돋는다. 또, 걸으면 주로 하체 근육과 신체 뒷부분의 근육을 쓰기 때문에 평소 약했던 근육을 단련할 수 있다. 최소 주 3회 운동하고 체력이 올라가면 매일 운동하는 것을 목표로 한다.

팔굽혀펴기

전신의 근육을 발달시킬 수 있는 팔굽혀펴기를 한다. 정확한 동작을 익혀서 증량하는 게 좋다. 자기가 수행 가능한 개수부터 시작해서 주당 20%를 늘려나간다. 만약 처음에 10개를 할 수 있었다면 다음 주에는 12개로 늘리면 된다. 가능한 횟수를 3세트 반복하고 세트당 휴식은 1분 미만으로 한다. 운동량을 지속적으로 늘리면서 30개씩 3세트를 할 수 있게 되면 체력이 늘어서 운동의 퍼포먼스가 좋아진다.

하체 근력 운동+케틀벨 스윙

인터벌 러닝을 제외하고 과체중과 동일하게 운동하면 된다.

주 3회 운동 스케줄

1일: 하체 근력 운동+팔굽혀펴기

2일: 휴식

3일: 필라테스

4일: 휴식

5일: 케틀벨 스윙 25회 4세트

6일: 휴식+충분한 음식 섭취

7일: 휴식+충분한 음식 섭취

(만보걷기는 일상에서 최대한 실천한다.)

부상 없이, 효과적으로 운동하는 꿀팁

충분히 스트레칭한다

스트레칭은 피로한 근육을 이완하여 혈액순환을 원활하게 한다. 이 과정은 관절의 가동성을 높여 부상의 위험을 막아주므로 운동 전후로 10분 이상 충분히 스트레칭하도록 한다. 운동의 피로도 감소에도 효과적이다.

근력 운동은 최대 1시간 30분을 넘지 않는다

근육을 잘 만들고 싶으면 근력 운동의 시간도 중요하다. 1시간 30분 이상 근력 운동을 하면 꾸준히 운동하기도 어렵고, 몸에 무리가 가기 때문에 부상 위험도 올라간다. 따라서 근력 운동은 최대 1시간 30분을 넘기지 않는 것이 좋다.

운동강도와 시간을 서서히 늘려간다

운동 때문에 근육통이 생기고 피로하면 누구나 운동을 지속하기 어렵다. 특히 운동을 시작한 초반에는 근력 운동의 강도를 낮추거나 짧은 시간 동안 운동하고, 운동에 재미를 붙이면서 서서히 운동강도나 시간을 늘려간다.

비타민, 미네랄, 양질의 지방을 충분히 섭취한다

운동할 때 단백질 보충에만 집중하는 사람이 많다. 하지만 운동할

인생이 바뀌는 바디리셋

때는 6대 영양소를 골고루 섭취하는 것이 가장 좋다. 특히 남성의 경우 지방 섭취에도 신경 써야 한다. 근육을 만들어내는 호르몬인 테스토스테론의 원료인 콜레스테롤이 부족하면 근육 증강이 힘들어진다. 근육을 키우고 싶다면 반드시 올리브오일, 아보카도오일, 코코넛오일, 들기름, 달걀노른자 등을 섭취하는 것이 좋다.

충분한 수면을 취한다

운동 후에는 미세하게 근 손상을 입는다. 근육은 근 손상과 회복을 반복하며 성장하는데, 충분한 수면이 이루어지지 않으면 절대 회복되지 않는다. 우리가 수면을 취할 때 세포를 재생하는 성장 호르몬이 나오기 때문이다. 운동한 만큼 보상을 받고 싶다면 최소 6~8시간은 꼭 자야 한다. 그래야 살도 빠지고 근육도 성장한다.

알코올 섭취를 제한한다

황태해장국을 보면 두부, 황태, 달걀로 구성된 고단백식이다. 술을 해독하기 위해선 그만큼 많은 단백질이 필요하다. 열심히 운동해서 얻은 소중한 근육이 알코올 분해에 쓰인다면 얼마나 억울한가? 근력 강화를 위해 애썼던 한 시간이 한 잔의 술로 모두 날아가는 것이다.

횟수보다 정확도가 우선이다

횟수만 채우는 운동은 아무 의미가 없다. 지금 하는 운동이 근육을 제대로 자극하고 있는지 확인하며 정확한 동작으로 운동해야 한다. 잘못된 동작으로 횟수만 채우는 운동은 오히려 몸을 망치는 지름길이다.

공복 유산소 따지지 말고 적게 먹는 게 중요하다

모든 음식 섭취는 운동 2시간 전. 내 위에는 최대한 음식이 없어야 한다. 그래야 호흡을 제대로 할 수 있다. 운동할 때 위장에 음식이 있으면 안 된다. 공복 유산소, 아침 운동, 저녁 운동 따지지 말고 일단 운동부터 시작하고 먹는 양도 줄여라.

식습관이 개선되고 있다는 세 가지 신호

"원장님! 저 어제 신기한 경험을 했어요."

"무슨 경험을 하셨는데요?"

"어제 떡볶이, 라면이 너무 먹고 싶어서 참다 참다 결국 먹었거든요. 그런데 세상에나! 예전에 먹던 그 맛이 아닌 거예요. 깜짝 놀라서 다시 한입 먹어보고 그냥 다 남겼잖아요."

"드디어 회원님도 경험하셨군요. 축하합니다!"

"도대체 떡볶이에서 왜 그런 맛이 나는 거죠? 너무 짜고 약간 씁쓸하다고 해야 하나? 아무튼 이상한 맛이 났어요."

"인공적인 맛이 너무 강하게 느껴져서 그래요. 회원님 입맛이 리셋된 거죠! 바디리셋이 성공적으로 진행되고 있다는 반응이니 반가운 일이네요."

가공식품을 끊고 클린푸드를 섭취하면 빠르면 1주일, 보통 2주 차에는 음식 맛이 매우 자극적으로 느껴진다. 고기를 굽거나 달걀프라이를 할 때 평소 양만큼 소금을 뿌리면 짜다고 느끼는 경우가 대부분이다. 가공식품의 맵고 짜고 자극적인 맛에서 서서히 벗어나고 있다는 반가운 신호다. 바디리셋 과정이 성공적으로 진행되고 있다면 나타나는 공통적인 반응이다.

식단을 조절하면 예전에 맛있게 먹었던 음식이 그립기 마련이다. 그래서 간혹 회원들은 푸드코칭을 받으며 몰래 음식을 먹기도 하는데 한결같이 기대했던 맛이 아니라 놀라곤 한다. 예전에 좋아했던 음식이 더 이상 맛있게 느껴지지 않는 것이다. 결국 다음 날 센터에 와서 실토하는데, 대부분 신기해하지만 간혹 입맛이 이상해졌다며 걱정하는 회원들도 있다.

이런 반응은 지극히 정상적인 반응이다.

바디리셋에 들어가면 몸이 클린해져서 예전에 그토록 좋아하던 떡볶이, 라면, 치킨, 피자, 마라탕이 예전에 먹었던 그 맛으로 느껴지지 않는다. 입에 착착 붙었던 맛이 너무 짜게 느껴지기도 하고 인공적인 맛이 너무 강해 금방 수저를 놓게 된다.

바디리셋 과정에서 나타나는 공통적인 반응은 또 있다. 바로 내 의지와 상관없이 배가 빨리 찬다는 것이다. 바디리셋 과정을 거치면 자연스럽게 먹는 양이 적어진다. 살찐 사람은 맛집에 가면 1인 1메뉴가 아니라 메인 음식 1개, 사이드 음식 1개, 별미 메뉴 1개 등등 메뉴를 자꾸 추가한다. 그러다 보면 어느새 한상 거하게 차려 놓고 먹게 된다.

하지만 바디리셋을 하면 내 몸에 맞는 음식의 적정량을 몸이 알게 되고, 식습관이 개선되면 내가 원하는 만큼 못 먹게 된다. 내 몸이 받아들일 수 있는 만큼만 먹는 몸으로 바뀌게 된다. 포만감이 쉽게 오고 1인분을 2/3 정도 먹을 때부터 배가 부르다는 느낌을 받게 된다. 적게 먹으니 살이 빠지는 것은 당연한 이치다.

바디리셋의 마지막 변화는 음식을 향해 반사적으로 돌진하지 않게 된다는 것이다. 예전에는 1초도 고민 없이 허겁지겁 음식을 먹었다면 먹기 전에 생각을 하게 된다. 즉, 내 몸에 넣을 음식에 대한 가치관이 정립된다. 예전에는 '기분이 좋아서, 기분이 우울해서, 혹은 내가 좋아하는 맛이니까'라며 음식을 반사적으로 먹었다면, 바디리셋을 시작한 뒤에는 음식을 보고 달려드는 증상이 사라진다.

초콜릿 가득한 머핀을 보고 덥석 먹어버리고는 머리카락을 쥐어뜯으면서 후회하는 사람도 많다. 그렇게 먹는 것을 자제하지 못하고 내일부터, 또 내일부터… 하며 365일 다이어트 중이라고 말한다. 그러나 바디리셋 이후에는 달라진 자신을 보게 된다. 초콜릿 머핀이 눈앞에 있어도 바로 먹지 않는 것은 물론이고, 이것을 먹었을 때 내 몸과 정신에 미치는 부정적 결과를 먼저 생각한 뒤 당연히 먹지 않는 쪽을 선택하게 된다.

이렇게 바디리셋이 성공적으로 진행되고 있다면 예전과는 다르게 음식의 자극에 더 민감해지고, 포만감은 더 빨리 느끼며 식탐이 점차 사라져 좋은 음식을 찾게 된다. 이러한 변화가 나타난다면 지금 바디리셋이 제대로 되고 있다는 것을 인식하고 계속 이어나간다. 곧 마주할 건강하고 아름다운 몸을 떠올리면서 조금만 더 힘을 내자!

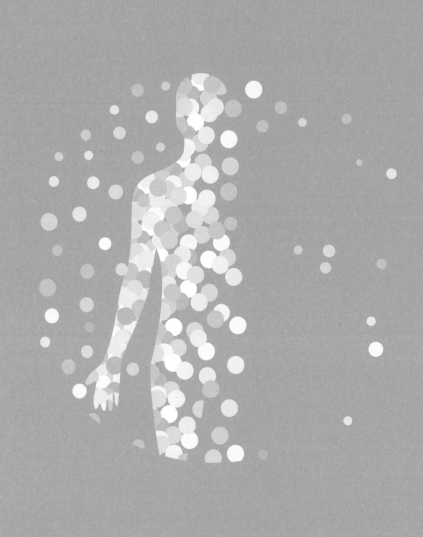

PART4

바디리셋
Q&A

Q 운동만 하면 무조건 근육이 생기나요?

아닙니다. 균형 잡힌 식단, 특히 고단백식을 하지 않으면 근육을 만들기가 쉽지 않습니다. 간혹 "저는 운동을 하면 근육이 너무 잘 생겨서요. 울퉁불퉁해질까봐 걱정이에요."라고 말하는 사람들이 있는데, 하체 운동을 미친 듯이 하고 프로틴을 한 달에 4통씩 먹는 저도 만들기 어려운게 근육입니다. 일주일에 한두 번 40~50분 운동한다고 해서 울퉁불퉁한 근육이 생긴다면 대한민국은 몸짱 천지일 텐데 말이죠. 흔히 운동만 하면 근육이 생긴다고 생각하는 것은 운동 전과 후, 먹는 양에 차이가 나기 때문입니다. 강도 높은 운동을 하면 그만큼 먹는 양이 늘어납니다. 특히 운동 후에는 혈액순환이 잘되고 소화가 잘되기 때문에 평소보다 더 잘 먹게 되죠. 이때 고단백식 위주로 섭취하면 근육량은 늘게 되어 있습니다. 보통 운동을 시작하면 닭가슴살을 찾아 먹고 식단에 조금 더 신경을 쓰는 경향이 있습니다. 근육량을 늘리기 위해서는 운동이 필수이며 고단백식의 양도 늘려가야 합니다.

Q 과일을 먹어도 살찌나요?

네, 많이 찝니다. 우리 센터의 회원들에게는 과일을 제한합니다. 아침에 껍질째 먹는 사과 한 개 정도만 추천합니다. 그나마 사과 껍질에 있는 식이섬유가 당 흡수를 더디게 하기 때문입니다. 과일은 당이 혈액으로 바로 흡수되면서 지방으로 전환되기 때문에 설탕을 그대로 먹는 것과 같은 효과라는 표현을 씁니다. 요즘 과일은 과거와 달리 당도가 지나치게 높고 환경 파괴로 인해 영양학적 가치가 떨어집니다. 그러므로 과일을 먹어 비타민을 섭취하겠다는 구시대적인 사고방식은 버려야 합니다. 여기에 해당하는 세대는 우리의 할머니 또는 부모님이 어릴 때 정도입니다. 요즘은 비타민을 보충하려면 엄선한 원료로 만든 건강보조식품을 먹는 것이 간단하고 효과적입니다.

Q 뿌리 식물을 먹으면 왜 살찌나요?

정확하게는 뿌리 식물을 먹어서 살찌는 게 아니라 많이 먹어서 살찌는 것입니다. 뿌리 식물은 탄수화물 수치가 다른 식물에 비해 높습니다. 그래서 달달하니 맛있지요. 예를 들어 체중감량이 목표인 사람은 일일 총 탄수화물 섭취량을 50g~80g으로 제한해야 합니다. 고구마 100g에 약 30g의 탄수화물이 들어있는데 공깃밥 한 그릇의 양과 비슷합니다. 그래서 일일 총 탄수화물 섭취량을 계획해서 섭취하는 것이 중요합니다. 다이어트 식품이라며 고구마만 하루 5~6개씩 섭취하면 체중감량은 고사하고 오히려 살이 폭발적으로 찌게 됩니다.

단백질 보충제가 신장에 해롭나요?

아니요. 과식과 폭식, 화학첨가물이 잔뜩 들어있는 음식이 신장에 해롭습니다. 요즘 우리나라에도 단백질 붐업이 일어났는데 엄선된 단백질 보충제를 고르는 기준이 필요하다고 생각합니다. 원료가 깨끗해야 하고 완전 단백질에 대한 특허가 있는지, 화학첨가물이 들어있는지, 성분표를 보고 잘 확인해야 합니다. 신장에 무리를 줄 정도로 단백질 보충제를 섭취하려면 도대체 얼마나 섭취해야 할까요? 과장해서 얘기하면 500g을 매일 섭취해야 할 것 같은데, 이 정도의 양은 섭취가 불가능합니다. 저도 많이 챙겨 먹으려고 노력하지만 배가 불러서도 못 먹습니다.

Q 단백질 보충제만 먹어도 근육량이 늘어나나요?

실제 음식을 중심으로 하면서 보충제로 부족한 단백질을 채운다고 생각하면 좋습니다. 현대인들은 6대 영양소를 골고루 갖춰 식사하기 어렵기 때문에 단백질 보충제로 근육 관리를 하는 게 더 간편하죠. 일반식만 하는 사람과 일반식을 하면서 단백질 보충제로 부족한 단백질의 양을 보충하는 사람이 있다면 후자가 근육량을 늘릴 확률이 훨씬 더 높습니다. 근육량을 늘리기 위해 삼시세끼를 육류와 단백질군의 식품으로 섭취할 수 있는 현대인이 요즘 얼마나 될까요? 음식으로 부족한 부분을 채워주기 때문에 단백질 '보충제'인 것입니다.

Q 건강보조식품도 많이 먹으면 해롭지 않을까요?

미국에서는 '비타민 쇼크'라는 말이 이미 몇십년 전부터 나왔죠. 화학 비타민을 대량으로 장기간 섭취하면 당연히 건강에 좋지 않습니다. 그래서 성분표를 꼼꼼히 따져보고 먹는 것이 중요합니다. 건강보조식품의 개념은 내가 먹는 실제 음식을 기본으로 부족한 영양을 채우는 개념입니다. 같은 음식이라도 화학조미료로 범벅되어 있는 가공식품보다는 천연 재료로 만든 건강하고 깨끗한 음식을 먹는 것이 더욱 좋겠죠? 건강보조식품도 화학성이냐, 식물 베이스냐에 따라 건강에 미치는 영향이 달라집니다. 성분표를 꼭 따져보세요!

Q 물만 먹어도 살찌는 체질인데 하루에 2L씩 물을 마셔도 되나요?

물은 칼로리가 없어 살이 안 찝니다. 살은 많이 먹어서 찐 거예요. 그리고 음식 섭취시 물을 함께 마시는 습관이 있다면 당장 고치셔야 합니다. 물 섭취량이 2L 기준인 것은 일일 성인 소변 배출량이 약 2L 정도이기 때문입니다. 단, 물 섭취량이 무조건 2L인 것은 아닙니다. 개인의 키와 체중, 활동대사량에 따라 약 1.5~2L 사이로 조절하는 것이 좋습니다.

Q 많이 안 먹는데 왜 살찔까요?

음식의 양은 적으나 칼로리가 높은 고당 섭취의 빈도수가 높아서 그렇습니다. 많이 안 먹는다고 하는 분들을 보면 실제 소화 기능이 떨어져 식사량은 많지 않으나 자주 먹는다든가, 과일이나 간편하게 섭취하는 당에 노출되어 있는 경우를 많이 봤습니다. 그래서 살찝니다.

Q 팔뚝 살만 빼고 싶은데 가능한가요?

불가능합니다. 몸은 하나라서 빠지면 다 빠지고 찌면 다 찝니다. 운동할 때 에너지원으로 지방이 사용되면 살은 빠지기 시작합니다. 다만 지방 분해나 축적은 모두 혈관을 통한 대사 과정이기 때문에 한 부위에서만 이루어질 수 없습니다. 신체의 불균형으로 인해 팔뚝이 유난히 부각되는 분들은 겨드랑이 밑부분인 림프샘의 순환이 막혀 있어서 더 그렇습니다. 비율적으로 팔뚝만 부각되는 분들은 혈액순환을 방해하는 음식의 섭취를 제한하고, 운동은 주 4회 이상 하면서 겨드랑이 안쪽 마사지에 매일 집중하면 개선됩니다.

Q 운동 끝나고 나서 바로 식사하면 안 되나요?

운동 강도에 따라 다릅니다. 운동 후의 감정이 '개운하다, 상쾌하다, 피로감이 풀린 것 같다'고 느껴지면 고단백식이 섭취가 가능하고 흡수율도 좋습니다. 그런데 운동 후의 감정이 '정신이 다른 나라로 간 것 같다, 계단을 못 내려갈 지경이다'라고 느껴진다면 배고픔이 올 때 섭취하는 것이 좋습니다. 강도 높은 운동으로 인해 식욕이 전혀 안 생길 때는 굳이 음식을 섭취하지 않아도 괜찮거든요. 운동 후 공복감이 있다면 조리 과정을 최소화한 클린푸드 위주의 고단백식을 추천합니다. 몸에 좋은 운동을 힘들게 하고 나서 정크푸드, 레토르트 식품, 인스턴트 식품을 먹는다면 안 되겠죠! 생활 체육을 하는 분들의 몸이 둥실둥실한 이유가 바로 운동은 열심히 하는데 식단 관리가 안 돼서입니다.

Q   운동을 일주일에 몇 번 해야 하나요?

현재 몸을 유지하고 싶다면 주 3회, 몸의 변화(감량 or 증량)를 원한다면 주 5회, 몸짱이 되고 싶다면 주 7회 운동하면 됩니다.

Q   섬유질은 많이 먹을수록 좋은가요?

본인의 상황에 맞게 양을 조절해서 먹는 것이 좋습니다. 부족하면 변비에 시달리고 지나치면 배변량이 많아져 영양이 함께 배출될 수 있습니

인생이 바뀌는 바디리셋

다. 하지만 현대인들은 식이섬유의 부족으로 대장 기능이 약해져 장무력증이나 과민대장증후군을 앓는 경우가 많으니 식이섬유를 꼭 챙겨 먹는 것이 좋습니다.

Q 바디리셋 12주 후 일반식으로 돌아가도 요요 현상이 생기지 않나요?

요요 현상이 없는 경우가 더 많습니다. 장내 유익균의 증식으로 식단을 관리하기 이전의 식습관으로 돌아가기가 어렵기 때문이죠. 그렇게 맛있게 먹던 떡볶이가 예전의 맛이 아님을 알게 되고, 첨가물이 들어간 음식은 맛이 굉장히 강하게 느껴져 쉽게 먹기 힘듭니다. 건강하지 않고 쉽게 살찌는 나쁜 음식을 섭취했을 때 몸에서 그전과는 달리 예민한 반응이 느껴집니다. 예를 들어 종아리가 갑자기 붓는 게 느껴진다든지, 그동안에는 꿀잠을 잤는데 선잠을 잔다든지, 아침에 상쾌하게 기상했는데 몸이 천근만근이라든지, 이런 식으로 안 좋은 느낌이 듭니다. 따라서 이전의 식습관으로 돌아가려고 했다가도 스스로 클린푸드를 찾게 되죠. 4주 동안 식이조절을 잘해왔다면 대부분은 12주 후에도 계속 유지가 되는 편입니다.

Q 운동 없이 식단만으로도 살이 빠지나요?

고도비만을 제외한 나머지 사람들은 평균적으로 5kg 정도 체중 감량이 가능합니다. 다만 운동 없이 식단만으로 살을 빼게 되면 몸에 탄력이 없거나 몸매가 균형 잡히지 않는 분들이 많습니다. 탄력적인 황금바디 비율을 얻으려면 운동이 꼭 필요합니다.

Q 일반적인 다이어트 식단에서는 염분을 줄이라고 하는데 정말 소금 없이 음식을 먹어야 하나요?

소금은 먹어야 합니다. 단, 나트륨 수치가 높은 소금이 아니라 순수 결정체로 된 미네랄 소금을 섭취해야 세포 안에 영양이 잘 들어가서 근육량이 올라가고 노폐물이 잘 배출됩니다. 건강한 다이어트를 위해서는 염분 제한이 아니라 건강한 미네랄 소금을 섭취해야 합니다.

인생이 바뀌는 기적의 바디리셋

초판 발행 · 2023년 7월 10일

지은이 · 오빛나
발행인 · 오영희
발행처 · (주)페리플렉스
출판사 등록일 · 2023년 5월 22일
주소 · 서울시 서초구 사임당로17길 95, 2층
대표전화 · 02)2135-8958